Ravel
Ravel

—

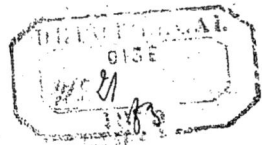

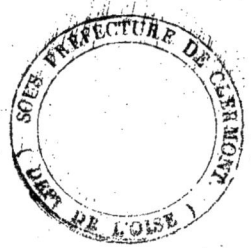
65

FIÈVRE INTERMITTENTE

ALIÉNATION CONSÉCUTIVE

FIÈVRE INTERMITTENTE

ALIÉNATION CONSÉCUTIVE

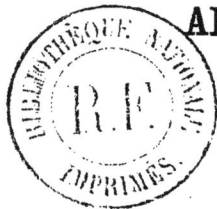

PAR

LE Dᴿ HENRI-CHARLES-ANTOINE RAVEL

CLERMONT (OISE)

IMPRIMERIE DAIX FRÈRES

Place Saint-André, 3.

—

JUILLET 1883

FIÈVRE INTERMITTENTE

ALIÉNATION CONSÉCUTIVE

—

> « Saepe numero quartana febre soluta, corpus etiamnum permanet impurum, alias quidem aliis febribus, alias cruditati, alias lienis scirrho, alias cachexiae, vel hydropi, alias aliis ex putredine malis obnoxium ». Fernel, *De abditis rerum Causis libri duo, ad Henricum II, Franciae Regem Christianissimum.* L. II, c. 13, p. 506.

I.

Hippocrate a-t-il signalé l'aliénation consécutive à la fièvre intermittente? Herman Nasse (*De Insania Commentatio secundum libros Hippocraticos. Diss. in. m.* Lipsiae, C. Cnobloch, 1829, 4, p. 49) parle bien de l'aliénation ayant suivi une fièvre ; mais il ne nomme point la fièvre intermittente. Jean-Henri Thomée (*Historia Insanorum apud Graecos. Diss. in. m.* Bonnae, 1830, 8, p. 79) n'est pas bien convaincu par ce que Nasse dit, en cet endroit, au sujet d'Hippocrate.

Rufus, d'Éphèse, observe que la perte de la mémoire et de la raison, état que l'on nomme folie, peut provenir de quelques maladies comme par exemple, d'un léthargus, d'une affection carotique, d'une peste ; mais il ne nomme pas la fièvre intermittente. » 367 : cpr. 364.

« On voit certains malades, à la suite de vomitifs trop actifs, être saisis par la mélancolie. » 360. Ne soyons donc point étonnés si Rufus, d'Éphèse, formule le précepte thérapeutique suivant, que nous verrons mis en pratique et recommandé par Sydenham : « Si certaines purgations ou des évacuations immodérées obtenues autrement, ou encore des défaillances, ont amené une déperdition de force, suivie elle-même d'oblitération de la mémoire, il convient de recourir à un régime reconfortant, sans poursuivre d'autre objet. En effet, le corps étant fortifié et les forces rassemblées, la mémoire se remet à fonctionner. Il en est de même pour l'extrême vieillesse ; s'il y survient lésion de la mémoire, il ne faut pas aller chercher autre chose qu'un régime convenable. » 366. *Œuvres* de R. d'E. trad. par Charles Daremberg et Ch. Emile Ruelle. Paris, 1879, 8.

Galien (Thomée, p. 73) a écrit que des maladies fébriles peuvent précéder la mélancolie.

En novembre 1551, Jean Fernel, *scholae nostrae* [de Paris] *lumen et Galliae decus*, donnait le conseil, la consultation que voici : « Un noble est en proie à une mélancolie hypochondriaque. *Du moment où il a été délivré de la fièvre quarte*, il a été pris d'une douleur à l'hypochondre gauche, et il a été, surtout jusqu'à ce jour, tellement tourmenté par une affection de rate, qu'il n'a jamais pu se coucher sur le côté gauche. D'où il résulte que la digestion stomacale est lésée par le contact. Depuis longtemps, et à un haut degré, l'appétit est détruit. De nombreux renvois se produisent : du gosier découle dans la bouche un liquide abondant. De là des hallucinations et

l'épouvantement des rêves ; la crainte aussi, la tristesse,
une certaine timidité sauvage, et des visions fausses et
absurdes de choses tristes. » *Consiliorum medicinalium
liber*, Consil. XLVII. Trajecti ad Rhenum, typis Gisberti
à Zijll et Theodori ab Ackersdijck, 1656. 4. p. 367.

Barthélemi Perdulcis (+ 1612), dans son *De morbis
animi liber* (Paris, Jean Bessin, 1648. 4. 72 p.), dit (16)
que Galien se demande comment quelques-uns ont, par le
fait de maladies fébriles, contracté une humeur mélancolique, — ajoute (25) que les fièvres aiguës peuvent amener la manie — et observe (65) que la stupidité arrive
rarement chez les fébricitants.

« Je ne saurais m'empêcher de parler ici d'un symp-
tome important qui, bien loin de céder aux purgatifs et
aux autres évacuants, pas même à la saignée, devient au
contraire plus violent par ces remèdes. C'est une sorte
de *manie* particulière, laquelle vient quelquefois après les
fièvres intermittentes qui ont duré fort longtemps, et surtout après les fièvres quartes. Elle ne cède point à la
méthode ordinaire, et après qu'on a mis en œuvre de
fortes évacuations, on a le chagrin de la voir dégénérer
en une folie qui ne se termine qu'avec la vie.

» J'ai souvent été surpris de ce que les auteurs n'en disent
rien du tout, quoique je l'aie vu arriver assez souvent.
Les autres espèces de manie se guérissent ordinairement
par des évacuations abondantes, par la saignée et la
purgation ; au lieu que celle-ci résiste à tous ces remèdes,
et même lorsque le malade est sur le point d'être guéri,
si on lui donne seulement un lavement avec le lait et le
sucre, le mal revient aussitôt. Si on s'obstine à le combattre par des purgatifs réitérés et par la saignée, on

pourra bien diminuer sa violence ; mais le malade tombera certainement dans une folie incurable.

» Voici comment je traite cette manie. Je donne au malade, trois fois le jour, une bonne dose de quelque puissant cordial, tel que la thériaque, l'électuaire d'œuf, la poudre de la Comtesse de Kent, la poudre de Walter Rangleigh, ou quelque autre semblable dans l'eau épidémique, l'eau thériacale, ou quelque autre eau cordiale. On peut aussi donner des cordiaux sous quelque autre forme que ce soit. Durant ce temps-là, il faut nourrir modérément le malade ; mais la nourriture doit être succulente, et il doit boire du bon vin, ne pas sortir de la maison et demeurer long-temps au lit. En gardant ce régime, le ventre sera res-serré, et cela pourrait faire craindre que l'usage des remèdes chauds ne produisît la fièvre ; mais cette crainte est sans fondement.

» Au bout de quelques semaines, le malade sera mieux : alors on peut omettre les cordiaux pendant quelques jours ; mais la nourriture doit toujours être propre à rétablir les forces, et, après un court intervalle, il faut en revenir aux cordiaux et les continuer jusqu'à parfaite guérison.

Cette méthode a quelquefois réussi pour guérir la manie qui n'est pas une suite des fièvres intermittentes, savoir dans des sujets faibles et d'un tempérament froid. » Tho-mas Sydenham, Hist. et Cur. des Mal. aiguës, sect. I, ch. 5, § 53-55, dans *Méd. prat.* trad. par A.-F. Jault. Avignon, Vve Seguin, 1789. 8. t. 1er, p. 74-75.

» J'ai vu plus d'une fois, avait déjà dit Sydenham (§ 12, p. 55) que des malades réduits à la dernière fai-blesse par la longueur de la [fièvre intermittente], par le grand nombre des accès, et pour comble de malheurs, par des évacuations réitérées, ont été attaqués de manie, aussitôt qu'ils ont commencé à se mieux porter, et que la manie cessait à mesure que les forces revenaient. »

» Il y a une manie qui succède aux fièvres intermittentes de longue durée, et qui dégénère enfin en stupidité. » *Méth. complette pour guérir les Mal.*, 360.

» Les corps épuisés et affaiblis dans les fièvres intermittentes d'automne, fortes et de longue durée, tant par le mal que par les saignées et les purgations très souvent réitérées, sont sujets à une espèce de manie : et ces mêmes choses ont aussi coutume de renouveler ce mal.

» Cette espèce ne se guérit que par le long usage des restaurants, des cordiaux, des fortifiants et de ce qui remplit. Si, au contraire, on a recours aux évacuants, on donne lieu à l'atrophie, à la débilité, à une indolence insurmontable. » *Aphorismes* de Herman Boerhaave *sur la connoissance et la cure des Maladies. Traduits en François* par de la Métrie. A. 1125-1126. Paris, Huart, Briasson, Durand, 1745. 12, p. 385-386.

Dans le *Traité de la Matière médicale* par H. B. (Paris, Guillyn, 1756. 12. p. 147-149), je trouve les formules suivantes qui ont trait à l'aphorisme 1126 : Prenez d'écorce du Pérou deux gros, de canelle blanche trois gros, de conserve de romarin une once. Syrop de graine d'écarlate, autant qu'il en faut pour en faire un *conditum*, dont le malade prendra pendant le jour demi-gros toutes les trois heures.

Ou bien prenez de diascordium de Sylvius un gros, d'oleosaccharum avec l'huile de citron deux gros, de racine d'aunée une once, de syrop des cinq racines, autant qu'il en faut pour en faire un *condit*. On s'en servira comme du précédent.

Ou bien, prenez de racine de gingembre confite trois

onces, d'écorce d'orange confite deux onces, de noix muscade, quatre gros. Syrop d'armoise de Fernel, autant
qu'il en faut pour en faire un *condit*. On s'en servira
comme du précédent.

Ou bien, prenez de thériaque d'Andromaque, diatessa-
ron de Mésué, de chaque une once, de conserve d'absinthe demi-once, de racine d'Angélique, deux gros.
de syrop d'œillet, autant qu'il en faut pour un *condit*. Le
malade en prendra un gros quatre fois le jour.

Prenez d'écorce du Pérou, de citron, d'orange, de
squine, de canelle blanche, de canelle, de chaque une
once. Sommités de serpolet, de thim, de marum de Syrie,
de chaque demi-once. Fleurs de stœchas d'Arabie, de
lavande, de tanésie, bois d'aloès, de sassafras, de chaque
six dragmes avec six livres de vin du Rhin. On en fera,
suivant l'art, un vin médicinal. Le malade en prendra,
quatre fois par jour, deux onces. Quand le malade l'ava-
lera, il ne faut pas qu'il ait d'aliments dans l'estomac. »

Michel Alberti (*Lex. real.* 1727. I. 260) cite le cas d'un
délire maniaque consécutif à une fièvre intermittente
quarte. A Erfroy Hagendorn est dû ce cas, consigné dans
ses *Observations* qui ont été publiées en 1698 seulement,
c'est-à-dire six ans après sa mort.

Quelquefois, à la suite d'une fièvre intermittente de
longue durée, surtout de la fièvre quarte, principalement
quand des saignées, des purgations ou d'autres évacuations ont été employées dans une large mesure, les malades tombent dans la manie ou dans l'aliénation. Ces suites
de la fièvre intermittente, Jean de Gorter, fidèle à la pratique de Sydenham, les a heureusement guéries à l'aide
des médicaments cordiaux, fortifiants, du quinquina,
d'une nourriture de facile digestion. » *Medicinae Com-*

pendium, in usum exercitationis domesticae. 1ʳᵉ part.
Lugduni Batavorum, apud Janssonios Vander Aa, 1731.
4. 23ᵉ traité § 23, 52ᵉ t. § 37, 62, p. 101, 276, 284.

« Un homme de cinquante ans, qu'une fièvre [tierce]
mal traitée avait jeté dans une débilité extrême, tomba
dans la tristesse, l'insomnie, la morosité et une aliénation mentale dont il sortit après un sommeil de vingt-
quatre heures. » Frédéric Hoffmann (en 1734) cité par
P. Berthier.

« Lorsqu'elle est supprimée mal à propos, elle [la fièvre
intermittente] produit la mélancolie, I, 203. La manie est
souvent la suite des évacuations excessives et des fièvres
intermittentes, surtout de la fièvre quarte ; cette dernière
espèce dégénère fréquemment en imbécillité. » II, 141.
Le Médecin interprète de la nature, traduit du latin de
Louis-Godefroi Klein. Paris, Musier, 1775. 12. L'*Inter-
pres clinicus* avait paru en 1753.

« Il est une variété de manie observée plus d'une fois
par Sydenham, qui s'étonne que les auteurs ne l'aient
point mentionnée ; elle suit quelquefois la fièvre intermittente, à savoir quand celle-ci a été de longue durée,
et surtout la quarte. Sous l'influence de la fièvre intermittente, principalement si cette maladie a été forte et
prolongée, tous les fluides du corps sont tellement chan-
gés qu'il en résulte une très mauvaise cacochymie, et
qu'ainsi naissent plusieurs maladies chroniques. Donc, si
un sang trop épais et trop âcre a commencé à séjourner
dans les vaisseaux de l'encéphale, et que, par ce motif,
des liquides ayant été sécrétés trop âcres aient irrité ce
viscère, il est manifeste que le cerveau pourra être assez
troublé, dérangé, et la manie se produire. Ce qui arrive
plus souvent, dit le médecin anglais, si la fièvre intermit-

tente a été traitée par des saignées fréquentes, des purgations répétées de telle sorte que les forces des malades
aient été totalement affaiblies.

» Si l'on traite par les évacuants cette variété de manie,
ajoute avec sagesse Sydenham, on voit apparaître une
stupidité incurable. Sydenham note même que le malade
étant sur le seuil de la santé, si on lui donne seulement
un lavement de lait sucré, se trouve tout de suite plus
mal, la manie qui était assoupie recommençant. Le sang
étant appauvri, gâté chez ces malades, Sydenham plaçait,
dans un régime analeptique, dans les cordiaux et les fortifiants, l'espoir de la guérison ; en outre, à l'aide d'un vin
généreux, il ranimait ces malades, et, de plus, les faisait
longtemps rester au lit. De la sorte, après quelques
semaines, ils allaient de mieux en mieux ; alors, pendant
quelques jours, il cessait les cordiaux, se bornant au
régime analeptique, il donnait ensuite de nouveau les
cordiaux jusqu'à ce que revînt la santé. A l'aide de cette
méthode, il introduisait dans le corps des aliments tels
qu'ils pouvaient avec facilité être assimilés par des viscères languissants ; en même temps, à l'aide des cordiaux
et des toniques, il excitait les viscères chylopoiétiques, de
manière qu'ils pouvaient mieux agir sur les ingesta ; en
même temps, par ces agréables stimulants, il augmentait
le mouvement des liquides et l'action des vaisseaux sur
leur contenu ; par le concours de ces divers moyens était
corrigée la cacochymie qui était restée à la suite de ces
fièvres prolongées. Il est bon de noter que Sydenham
donnait la thériaque d'Andromaque, et même à forte dose ;
cette substance n'agissait pas seulement comme cordial
chaud et stimulant, mais encore, à raison de son opium,
elle paraît convenir dans cette espèce de manie en pro-

curant le sommeil. » Gérard van Swieten, *Comm. in H. Boerhaave Aph. de cogn. et cur. Morb.*, t. III, Paris P.-G. Cavelier, 1758. 4. p. 530-531 § 1125-1126 : ce tome troisième parut pour la première fois en 1753.

« Les fièvres rémittentes ou intermittentes produisent une espèce de folie, la *fatuité*, qui a sa source dans l'épuisement de l'économie. » François Home (en 1758) cité par P. Berthier.

« L'an 1711, pendant que je traitais, de la manière la plus heureuse avec l'aide de Dieu, Louis Albertini, Archidiacre de l'église de Forli, affecté d'une maladie très difficile, un de ses domestiques, valet de pied, âgé de vingt-trois ans, maigre, d'un assez mauvais teint, fut pris au commencement de septembre, après des travaux qui l'avaient fatigué, d'une fièvre continue qui paraissait se rapprocher de la *double tierce*, mais qui était irrégulière et variable, autant que les symptômes dont elle était accompagnée. Ainsi, tantôt douleur et chaleur aux lombes, au dos, à la tête ; tantôt insomnie ; d'autres fois stupeur, de sorte que le malade répondait à peine quand on l'interrogeait ; de temps en temps, sentiment d'une chaleur intérieure, anxiété inexplicable ; quelquefois soif, loquacité, froid des pieds ; mais ces symptômes variaient et se succédaient sans aucun ordre. Ce qu'il y avait de plus constant, c'étaient la petitesse et la faiblesse du pouls. Le sang, tiré deux fois du bras dans l'espace des huit premiers jours, avait un sérum jaunâtre ; tandis qu'une couenne assez épaisse et un peu livide couvrait l'autre partie qui était dure la première fois, et qui le fut davantage la seconde. Les urines, d'abord épaisses et rouges, devinrent ensuite claires ; et quoique leur quantité répondît à celle de la boisson et même qu'elle la surpas-

sât souvent, et qu'elles offrissent à la fin quelques flocons
qui nageaient dans le liquide, jamais néanmoins elles ne
déposaient. Il y eut une fois des évacuations alvines abondantes et liquides; les autres fois, les matières étaient
presque comme dans l'état de santé, mais jaunes de temps
en temps; une fois, elles furent rendues avec deux vers.
Une sueur se manifesta deux fois sur tout le corps, mais
plus souvent au front, où elle était froide quelquefois. Il
y eut une fois une hémorrhagie nasale peu abondante.
Une douleur, qui se fit sentir aux environs d'une oreille
et des doigts des mains, sembla indiquer par intervalles
un effort de la nature pour déposer quelque chose à ces
parties. On était arrivé au quatorzième jour, lorsqu'il se
manifesta des mouvements convulsifs, ce même jour et
quelques-uns des jours suivants. Néanmoins, pendant ce
temps, le malade était plus gai et avait un meilleur aspect;
car, peu de temps auparavant, la face avait été légèrement
bouffie, et un peu livide. Ces convulsions ayant cessé,
bientôt après la peau des épaules et de la poitrine devint
légèrement rouge et un peu rude: ce qui prouvait que
c'était un effort de la nature, qui, sans être inutile, n'était
pas assez fort, c'est qu'il ne restait plus ni veilles, ni
soif, ni aucune autre incommodité de cette espèce; le
pouls lui-même se rapprochait beaucoup de l'état naturel.
Cependant l'estomac n'était pas fort, et le sang coulait
facilement par les narines, quand le malade se mouchait,
même très légèrement: bientôt après, des douleurs de
ventre s'étant fait sentir, il y eut des déjections liquides
d'une couleur de tabac; et, peu de jours après, la fièvre
augmenta avec des frissons.

Ainsi, quoique je me fusse efforcé, pendant presque
tout le mois de septembre, d'aider la nature, comme les

circonstances semblaient le demander, en prenant garde
surtout d'empêcher ses efforts et de diminuer les forces
du malade, non seulement celui-ci ne se rétablissait pas,
mais encore il éprouvait des affections qui naissaient les
unes des autres. En effet, le lendemain du jour où la fièvre
avait un peu augmenté, comme il a été dit, la soif qui
arrachait des plaintes continuelles au malade, la tuméfaction de la face et des pieds, et le ventre qui formait une
tumeur inégale au-dessus de l'ombilic, annoncèrent une
hydropisie qui existait déjà, et qui menaçait de faire des
progrès. Or, elle en fit de si rapides, que, quoique les urines fussent assez abondantes, et que, bientôt après, elles
le fussent même davantage, la soif devint néanmoins toujours plus considérable, et l'œdématie sous-cutanée
s'étendit partout; de plus, il se déclara une toux sèche,
d'autant plus fâcheuse qu'un sang décoloré coulait souvent et spontanément par le nez; la respiration difficile
devint stertoreuse; les forces et le pouls s'affaiblirent;
tout cela rendit l'état du malade si grave, en cinq jours au
plus, qu'ayant perdu en outre la faculté de parler, tout le
monde le regardait comme désespéré et comme étant sur
le point de mourir. Pour moi, qui ne négligeais rien alors,
comme je n'avais rien négligé auparavant, je conservais
quelque lueur d'espérance, quelque petite qu'elle me fût
permise dans un cas aussi grave, en voyant la quantité
des urines continuer à être abondantes. Cette espérance
augmenta bientôt un peu, quand je remarquai de très
petits grains de sable, qui étaient tellement serrés qu'ils
couvraient presque entièrement l'intérieur des vases de
verre; car cet indice d'une heureuse solution des maladies, que j'avais remarqué sur plusieurs malades, ne
m'avait jamais trompé jusqu'alors. Effectivement, le ma-

lade commença à se trouver un peu moins mal et à parler ; l'œdématie de tout le corps et la soif diminuèrent bientôt, et il n'y eut plus d'hémorrhagie nasale. Cependant la respiration stertoreuse persistait encore. Mais à peine trois jours s'étaient-ils écoulés depuis celui où la mort avait paru imminente, qu'il ne restait presque plus aucune difficulté de respirer ; et, deux jours après, il n'y eut plus aucune trace d'hydropisie ; de sorte qu'elle mit à se dissiper le même nombre de jours qu'elle avait mis à augmenter. A peine le malade éprouvait-il encore quelquefois de la toux, qui donna lieu une fois à l'écoulement d'un peu de sang bien coloré par le nez ; mais jamais elle ne troubla le sommeil qui déjà était facile. Il ne fut pas difficile de s'opposer à cette toux, ni de relâcher le ventre, qui était alors trop resserré, et d'obtenir des évacuations alvines. C'est pourquoi, après un long dégoût, l'appétit revint ; le pouls, qui déjà n'était plus faible, mais qui restait accéléré, commença à devenir moins fréquent ; il y avait tous les jours régulièrement des évacuations alvines ; les forces se rétablirent peu à peu, de sorte que le malade pouvait rester longtemps assis sur son lit, sans en être incommodé. Déjà il ne paraissait plus y avoir de danger, si ce n'est que les urines qui avaient continué pendant quelques jours à être évacuées en quantité, même après la guérison de l'hydropisie, ne présentèrent jamais à mes regards, en revenant insensiblement à leur juste mesure, les dépôts qui ont coutume de se former au fond du vase, tels que je les désirais.

» C'est pourquoi le malade ayant commis un écart de régime dans la nourriture et dans la boisson, les urines devinrent non seulement moins abondantes, mais, encore épaisse et rouges, et il commença à avoir des évacuations

bilieuses et abondantes avec des tranchées, le dixième
jour après l'entière guérison de l'hydropisie. Mais moi
qui n'ignorais pas que *dans les maladies celle qui succède
à une autre est le plus souvent mortelle* (Hipp.), malgré
la crainte que j'avais que des déjections fréquentes et
copieuses, accompagnées de tranchées, ne jetassent cet
homme, qui avait éprouvé pendant cinquante jours tant et
de si graves incommodités, dans un état tel que je ne
pusse l'en retirer une seconde fois, je résolus d'abord
d'attendre un peu de temps, et de n'administrer des médicaments que dans le but de diminuer la violence des
tranchées.

» Je n'avais pas attendu deux jours entiers, que mon
malade fut attaqué pendant la nuit d'une quatrième affection (la troisième existait encore); je veux parler de la
manie. Je croyais d'abord que c'était une phrénésie : car
elle parut augmenter deux fois par la fièvre. Mais ensuite,
lorsque je vis que le délire furieux ne se dissipait pas,
même après la cessation de la fièvre, de telle sorte qu'il
n'était pas prudent pour les assistants de s'approcher du
malade lorsqu'il n'était pas enchaîné, je ne doutai pas
que ce ne fût une manie. J'appris alors que ce genre de
démence peut se manifester après une longue fièvre d'automne, quoique celle-ci ne fût pas de l'espèce des intermittentes, auxquelles, d'après Sydenham, succède quelquefois une manie particulière ; ce qui a été confirmé par
Boerhaave qui embrasse son opinion à ce sujet. Mais une
observation qui se trouve dans Pierre Borel (de Castres)
Cent. IV, obs. 42) et une autre citée par Michel Ettmuller
1683 (*Prax.* l. II, s. 3, c. 4, art. 2 memb. 3) apprennent
que cette espèce de délire succède quelquefois aussi à
d'autres fièvres. D'un autre côté, mon observation ac-

tuelle fait connaître une manie qui succéda, il est vrai, à une fièvre, mais plus immédiatement à une hydropisie, qui, ordinairement au contraire, la guérit ou du moins la diminue, d'après cet aphorisme d'Hippocrate (s. VII, 5), sur lequel néanmoins Pasta a des doutes : *Après [avec] la manie, une dysenterie, ou une hydropisie, ou un violent trouble de l esprit [extase] sont favorables.* Zacoti, comparant cette sentence avec une autre d'Hippocrate qui dit que *les épilepsies qui surviennent dans les affections des hydropiques sont mortelles,* écrit ce qui suit en note : *C'est pourquoi si ce qui doit être utile, non seulement ne l'est pas, mais encore produit un effet contraire de sorte, par exemple, qu'il survienne quelque affection grave de la tête pendant une hydropisie....., il est certain pour plusieurs raisons que cela est très fâcheux.* Mais ces paroles doivent s'entendre de l'affection qui survient, et non point également de celle qui succède.

» Ainsi ce ne fut pas sans quelque espoir que j'entrepris la guérison de mon insensé, quoique, à cause de ce qu'il avait souffert auparavant, il ne me fût pas possible d'employer les moyens indiqués dans Borel, comme les bains d'eau douce, les saignées ; attendu surtout que les yeux et la face n'étaient point rouges alors, et que le pouls n'était pas très fort. Je ne pouvais pas non plus recourir à la méthode proposée par Sydenham, de combattre la maladie avec des remèdes échauffants et de tenir le ventre serré : car il y avait des évacuations bilieuses, qui étaient moins fréquentes et qui n'étaient plus accompagnées de tranchées ; et je ne voyais pas qu'elles fussent nuisibles ; j'espérais même, d'après l'aphorisme d'Hippocrate que j'ai cité plus haut, qu'elles seraient utiles. En conséquence, au lieu de faire ouvrir la veine, j'ordonnai qu'on

appliquât des ventouses sèches sur les membres infé-
rieurs, et qu'on mît sur la tête rasée ce qu'on appelle des
calmants et des somnifères ; je fis aussi donner de temps
en temps vers la nuit des médicaments qui avaient les
mêmes propriétés narcotiques, mais dans une mesure
telle, que j'avais égard à l'état des forces et aux déjections
que je voulais conserver. Voyant que ces moyens procu-
raient du sommeil et diminuaient quelquefois le délire,
une seule chose me déplut les jours suivants ; c'est que
les évacuations alvines se supprimèrent. En effet, j'espérais que ce qui avait entretenu une maladie si longue et
si variée dans ses formes, pourrait enfin un jour être
entièrement rejeté au dehors par cette voie : ou bien, puisque toutes les autres avaient inutilement été provoquées
auparavant, il me restait d'en préparer une nouvelle en
formant un exutoire, pour voir si ce qui n'avait pu être
expulsé par les premières pourrait l'être enfin par celle-
ci, je veux parler de *je ne sais quelle force maligne, et
d'un virus* : car ce virus est annoncé, si nous en croyons
Baillou, *par un changement subit et par le passage d'une
affection dans une autre.*

Ainsi, comme en relâchant le ventre, je n'obtenais des
évacuations que pendant un jour, et qu'ensuite les matières rendues étaient comme dans l'état de santé, et comme,
d'un autre côté, l'urine qui était assez abondante et épaisse
ne produisait aucun heureux effet, j'ouvris cette autre
voie à l'un des bras en y appliquant un cautère. L'humeur commença à s'y porter promptement et en abon-
dance, et elle augmenta pendant quelques jours, durant
lesquels le malade fut plus tranquille ; de sorte qu'il pouvait se lever et se promener dans la maison sans aucun
inconvénient ni pour lui, ni pour les autres. Cependant il

n'avait pas recouvré toute la raison nécessaire ; car il ne voulut plus en aucune manière que le chirurgien lui touchât le cautère, qu'il aurait fallu entretenir plus longtemps. Pendant que celui-ci se guérissait et que la raison n'était pas encore assez revenue, la nature fournit le moyen que j'avais désiré auparavant ; car plusieurs évacuations alvines d'une nature bilieuse ayant eu lieu, le reste de la manie se dissipa après les premiers jours de novembre avec le danger d'une nouvelle maladie. En effet, peu de temps après, notre homme livré à lui-même, mangeant et se promenant plus qu'il ne convenait, ses jambes se tuméfièrent une seconde fois; mais cette œdématie se dissipa facilement, aussitôt qu'il usa de modération dans la nourriture et dans la promenade. » *Recherches anatomiques sur le Siège et les Causes des Maladies* par Jean-Baptiste Morgagni ; traduites du latin par J.-P. Destouet. t. Ier. Paris, Caille et Ravier, 1820. 8. p. 445-446, huitième lettre § 10 : cette lettre a dû être publiée vers l'année 1760.

« *Amentia à quartana* ; Démence causée par une fièvre quarte. Voyez Sydenham. Cette espèce survient aux fièvres d'accès, traitées par des saignées et des purgatifs trop souvent réitérés. Un très habile anatomiste de Montpellier, âgé de soixante ans, étant tombé dans cette espèce de démence, récupéra pendant trois mois l'exercice de sa raison, par l'usage qu'il fit de l'extrait de *jusquiame blanche*, dont il était parvenu à prendre jusqu'à une drachme chaque jour ; ce remède ayant manqué dans la ville, il fut obligé de s'en abstenir. Il s'était bien trouvé aussi, dans le commencement de sa maladie, de l'usage du diascordium ou opium, prescrit suivant la méthode de Sydenham. La démence de cet anatomiste n'était accompagnée ni de fureur, ni d'audace, mais plutòt de joie et de gaieté; c'est pourquoi cette maladie n'appartient pas à la manie, quoique Sydenham insinue le contraire. » 340.

[L'aliénation] qui accompagne la quarte de Sydenham appartient plutòt, si je ne me trompe, à la démence [qu'à la manie]. » 392. *Nosologie méthodique* par François Boissier de Sauvages de la Croix, traduite par Gouvion, t. VII. Lyon, 1772. 12. Cpr. *Nos.* in-4°, I, 327, 463.

Michel Sarcone ayant distingué dans l'épidémie qu'il a décrite : 1° une fièvre de nature périodique et rémittente, sans lésion notable des viscères ; 2° une fièvre de nature périodique, mais subintrante, avec menace d'affection organique (A. L. M. Lullier, *Biblioth. méd.* 1807. XVIII, 191), je crois pouvoir rapporter à mon sujet les passages suivants que j'extrais de l'*Histoire raisonnée des Maladies observées à Naples, pendant le cours entier de l'année* 1764 par M. S., traduite de l'italien par F. Ph. Bellay, t. II. Lyon, Reymann, 1805. 8.

« Chez plusieurs [malades], on observa certains mouvements fébriles, le plus souvent réguliers, qui paraissaient à la même heure qu'un paroxisme de sourde démence; laquelle était quelquefois manifeste jusqu'au point de pousser les convalescents à attenter à leur vie. Ce trouble de la raison ne durait qu'un petit nombre d'heures, et il se terminait ou par des pleurs, ou par une lassitude générale, d'où les malades passaient à un long sommeil. — Chez ceux-ci, le trouble se réduisait à une simple mélancolie, fatigante, où à une insomnie pénible et complète. P. 103-104 § 420.

» La dure-mère incisée, il s'échappait, d'abord par l'ouverture, une assez grande quantité de sérosité dissoute et jaunâtre. On observait ensuite la pie-mère dans un état

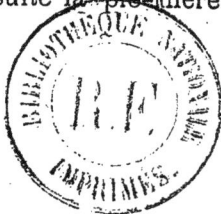

2.

de densité, et épaisse d'un demi-doigt, abreuvée d'une lymphe visqueuse et tenace, de la même couleur énoncée. Les ventricules du cerveau étaient entièrement pleins d'une sérosité fluide, semblable à celle qui existait entre les méninges. On observa, dans quatre cadavres, que le sang abondait tellement dans le cerveau, que la substance médullaire incisée laissait dégoutter une grande quantité de sang décomposé et dissous, par les vaisseaux sanguins ouverts dans la section ; les ventricules contenaient une plus grande quantité de sérosité qu'à l'ordinaire, et la pie-mère était enduite d'une lymphe glutineuse. — La dépravation des fonctions intellectuelles avait été extrême chez tous ces sujets. — D. Sabato di Mauro. p. 128-129 § 459.

» Le célèbre auteur de la belle traduction *De la vie privée des Romains* tomba dans la fièvre populaire. Il éprouva, dès le début, des troubles de raison, aux heures de la nuit, accompagnés d'une fièvre qui laissait à peine, le matin, des signes de son existence.....

Il souffrit, durant sa convalescence, divers assauts de désordre de la raison, tels qu'on peut dire qu'il doit à la tendresse d'une sage épouse, qui, par sa douceur, avait modéré ses transports, le rétablissement de sa raison et de sa santé. P. 207-209 § 558.

» Chez [quelques] malades, comme nous l'avons remarqué au § 420, on observa dans le cours de la convalescence, divers retours d'une démence obscure et d'une manie fugace, telles néanmoins que ces infortunés attentaient ouvertement à leur propre vie, quand ils n'étaient pas gardés à propos et dirigés par le zèle de l'amitié. — On employa d'ailleurs diverses précautions et divers moyens en faveur de ceux-ci ; les bains froids convinrent

dans le cas d'attaque aiguë, ainsi que le musc, les vési-
catoires, et quelque doux laxatif. p. 232 § 587.

» Nous n'avons pas vu, parmi nous, les délirants qui en
réchappèrent restés affectés de folie et de démence per-
pétuelle. Les désordres de l'attaque aiguë, ainsi que de la
convalescence, furent heureusement domptés par le temps
et un bon traitement. » p. 263 § 633.

Anne-Charles Lorry mentionne d'abord (I. 165) l'aliénation produite par la faiblesse, rappelle que cette variété
a été signalée par Sydenham, et remarque ensuite (II.
216, 419) que souvent, après de violentes fièvres, la
grande chaleur fébrile étant apaisée, reste la mélancolie
qui retarde le retour à la santé. *De Melancholia et morbis
melancholicis*. Paris, P. Guil. Cavelier, 1765. 8.

« Une honnête veuve, âgée de plus de soixante-dix
ans, fut atteinte d'une fièvre bénigne, avec les symptômes
ordinaires de l'épidémie. Après quelques accès, la fièvre
cessa, et il n'y eut point de vers rendus. Valétudinaire à
partir de ce moment, la veuve avait une santé moins
solide, tandis qu'auparavant elle était robuste, vigoureuse ;
par contre, elle était en ce moment frappée de stupeur.
Peu à peu, tout en se promenant, elle fut prise d'aliénation. Les parents, ignorant le mal qui était caché en des-
sous, lui demandèrent ce qu'elle prétendait, pour changer
ainsi sa manière de vivre accoutumée. La malade répond
qu'elle ne le sait pas ; et, quelque demande qu'ils adres-
sassent à la malade, la réponse fut toujours la même : « Je
ne sais pas » ; et à peine disait-elle d'autres mots. Vers le
second jour du mois d'octobre, les parents désirèrent que
je la soignasse. Je visitai la malade, et, sur mes interroga-
tions, ils me firent le court récit suivant : Il y a maintenant
trois jours, l'aliénation d'esprit a augmenté ; la malade

n'a accusé aucune souffrance si ce n'est une nausée incommode, qu'ils avaient essayé de dissiper à l'aide de remèdes domestiques. Le pouls différait peu de l'état naturel ; la prunelle de l'œil était d'un côté entièrement fermée par une cataracte, de l'autre côté un peu moins : de telle sorte que le diagnostic ne pouvait se tirer de l'état des pupilles. La langue était recouverte d'une matière jaune blanchâtre. Voici mon diagnostic : D'après ce qui s'était passé comme d'après l'état prescrit, je mis en cause les lombrics. En conséquence, ayant donné deux drachmes de poudre purgative anthelmintique de Stoerk, une demi-once d'oxymel scillitique, six onces d'eau simple de raifort sous forme de mixture, la malade rejeta un lombric rond entier, de nombreux fragments de vers, beaucoup de pituite. L'aliénation mentale persista pourtant, vu qu'à l'instar d'un chat, la malade grattait les murs, se tenant debout sur son lit. Mais, le troisième jour, l'usage du remède ayant été continué, de nombreux lombrics pourris ayant été expulsés, l'esprit redevint sain ; dans l'espace de trois jours, elle recouvra entièrement la santé, dont elle jouit encore. » Iman Jacob van den Bosch, *Historia Constitutionis Epidemicæ Verminosæ quæ annis 1760, 1761, 1762 et initio anni 1763 per insulam Overflacque et contiguam Goedereede grassata fuit*. Ed. nov. curante Jo. Christ. Gottl. Ackermann. Nuremberg, J. G. Lochner. 1779. 8. p. 135-136. La première édition avait paru en 1769.

Guiliaume Cullen admet une *amentia a quartana*. *App. ad Nos*. Amst. 1775, p. 120. (La première édition est de 1772)

Wenceslas Trnka de Krz'owitz n'omet point cette variété particulière de manie que Sydenham et Senac [?] ont

vue succéder à la fièvre intermittente. *Hist. Febr. interm.*
Vienne, 1775, p. 227-228.

Jean-Baptiste Borsieri de Kanilfeld [1725-1785] admet,
avec Sydenham, une *febris quartana amens*, une fièvre
quarte avec démence. *Inst. Med. pract.* ed. tertia, vol. I.
Venise, 1791. 4, p. 201, § 183 : trad. fr. I. 320.

Charles-Louis-François Andry (+ 1829) range parmi
les causes physiques de la mélancolie, les maladies aiguës
mal traitées ou mal jugées. *Journ. de Méd.* in-12,
t. LXVIII. Paris, 1786.

« Imparfaitement arrêtée, la fièvre quarte amène la
mélancolie, l. II, sect. 1re, c. 4, p. 28. La manie causée
par les fièvres intermittentes qui n'ont pas été bien traitées est curable, l. II, sect. 4, c. 31, p. 99. La manie suit
non rarement les fièvres intermittentes qui ont duré longtemps, la quarte surtout, et se termine par la stupidité. »
p. 100. Frédéric-Auguste Weber, *De caus. et sign. morb.*
1786. 8.

« Il y a une espèce de manie, qui n'est pas accompagnée de fureur, et qui paraît dépendre de collapsus ou
d'un état de faiblesse ; telle est celle que Sydenham a
observée à la suite des fièvres intermittentes, et surtout
des fièvres quartes, traitées par des saignées et les purgatifs réitérés ; cette espèce de folie se distingue particu-
lièrement en ce qu'elle se change en démence, et se guérit
par l'usage des stimulants et des toniques ; Sydenham
donnait dans ce cas la thériaque. Il paraît que c'est par-
ticulièrement dans cette espèce de manie que la myrrhe,
le castoreum, l'assa fœtida et les martiaux ont réussi. »
P. 493-494, note c.

» L'oubli et la démence qui succèdent aux fièvres,
comme Sydenham l'a observé quelquefois dans les fièvres

intermittentes où les malades avaient été fort affaiblis par les saignées et les purgatifs réitérés » doivent être regardés comme une variété de démence accidentelle.

» Les narcotiques ont quelquefois guéri la démence qui est survenue à la suite des fièvres intermittentes : ainsi Sauvages parle d'un sexagénaire tombé dans cette espèce de démence, qui recouvra pendant trois mois l'usage de sa raison en prenant tous les jours un demi-gros d'extrait de jusquiame blanche. » p. 508-509. Edouard-François-Marie Bosquillon dans *Eléments de Médecine pratique* de Cullen, t. II, Paris, Théophile Barrois le jeune, Méquignon l'aîné, 1787. 8.

« Manie à la suite des fièvres intermittentes d'automne, surtout des fièvres quartes dépendantes de faiblesse, et qui demande les toniques et les fortifiants. Sydenham-Morgagni-Boerhaave. L'exemple que cite Morgagni n'est point de même espèce ; cette manie qui avait succédé à une maladie très longue, qui avait présenté différentes formes, et entre autres une affection hydropique, fut guérie par un cautère ouvert au bras, qui procura un écoulement abondant. Morgagni avait d'abord fait appliquer des ventouses sèches aux extrémités inférieures, il avait fait raser la tête et appliquer sur cette partie des calmants et des sédatifs.

« Il fut conduit à cette pratique d'après une vue de Baillou, qui me paraît précieuse, c'est que les maladies qui, dans leurs cours, offrent des apparences très variées, et intéressent différents organes par une succession rapide, dépendent très souvent d'un hétérogène qui flotte dans le tissu des chairs, et dont on doit tâcher de procurer l'évacuation par de nouveaux moyens d'excrétion, par des exutoires : « *Nescio quæ vis maligna et virus quoddam declarat subitas mutationes et transitus morbi in alium* : Morgagni. » Jean-Charles-Marguerite-Guillaume de Grimaud, *Cours de fièvres*, sec. éd., corrigée et augmentée d'une Introduction et de Suppléments, qui rendent ce cours complet, par J.-B.-E. Demorcy-Dellettre. Montpellier, Sevalle, 1815. 8. t. IV, p. 322. La 1ʳᵉ éd. a paru en 1791.

Guillaume-Godefroy de Ploucquet, dans sa *Del. syst. nos.* (1792. II. 407, 434) admet une *anoea pyretica* (Sauvages), une *moria pyretica* (Frédéric-Herman-Louis Muzell en 1754) et dans sa *Liter.* (1809. III. 20), cite Henri-Joseph Collin (en 1773), Will. Perfect. (+ 1789), André-Marie-Joseph Bouvier (en 1798) comme ayant observé l'aliénation à la suite de la fièvre intermittente.

Analysant les œuvres de Sydenham, Kurt Sprengel a écrit le passage qui suit : « Vers la fin de la fièvre intermittente, il [le médecin anglais] propose même encore des laxatifs, à la négligence desquels il attribue une espèce de délire consécutif qu'il traite cependant par les opiats et l'écorce du Pérou. » *Hist. de la Méd.* trad. par Jourdan, s. 16ᵉ. ch. 3, t. V, p. 571. L'édition originale a paru de 1792 à 1794.

« Les fièvres intermittentes, surtout la vernale et l'automnale, maladroitement supprimées, ont coutume d'amener l'aliénation. La fièvre tierce est suivie de mélancolie, la quarte de manie : bien plus, l'une et l'autre peuvent avoir pour suites ces deux variétés d'aliénation. » Jean-Godefroy Brendel, *Prael. acad.* 1793. II. 21. § 19. J.-G.-B. était mort en 1758.

Chrétien-Frédéric Daniel (1753-1798) admet une manie fébrile, cite Sarcone et marque le caractère du pouls. *Nos.* de Sauvages ; *ed.* C.-F.-D. Leipzig, 1796. IV. 413.

« On doit mettre au nombre des causes accidentelles [de l'aliénation] les suites de diverses fièvres. » Philippe Pinel, *Traité médico-philosophique sur l'aliénation men-*

tals. Seconde édition. Paris, J.-Ant. Brosson, 1809. 8, p. 46. La première édition avait été publiée en 1801.

Mianowski a observé ce qui suit : « Le maître du Gymnase de Vilna fut atteint, en 1811, d'une fièvre intermittente grave, suivie de manie mortelle. A l'ouverture du cadavre, on trouva une hydrocéphale aiguë, avec inflammation chronique des méninges. » *Prax.* auctore Josepho Frank ; Leipzig, 1826. 8, p. 246, n. 2 ; trad. franc. I. 108, cfr. t. II. p. 519 note 28. F. Puccinoti (en 1824) a fait des observations semblables à la suite de la fièvre intermittente céphalalgique et léthargique.

« La stupidité qui se déclare après des fièvres intermittentes anciennes est incurable, dit François-Joseph Double (1776-1842).

« Dans les fièvres intermittentes rebelles, un léger délire sert quelquefois de crise à la maladie. Sydenham, qui en a le premier, je crois, fait la remarque, guérissait par le simple usage des cordiaux et des analeptiques cette espèce de délire, que les autres moyens ne faisaient qu'aggraver. J'ai eu occasion de voir un fait de ce genre : le délire a cédé à l'air de la campagne, à l'exercice et à des distractions analogues aux goûts du malade. » p. 498-499. *Séméiologie générale, ou Traité des signes et de leur valeur dans les maladies; t. second contenant les signes fournis par la considération des fonctions et des facultés.* Paris, Croullebois, 1817. 8.

Malgré mon respect pour le Dʳ Double que j'ai connu, je ne puis considérer comme crise une maladie aussi grave que la folie.

« Les fièvres, quel qu'en soit le type, peuvent, dit Jacques-Frédéric-Chrétien Sebastiaan (1823), donner lieu à l'aliénation mentale ; à son tour, l'aliénation mentale peut prendre, pour caractère, toutes les variétés que nous connaissons à l'état fébrile. Parmi les fièvres, c'est la quarte et la tierce qui sont principalement propres à produire le désordre intellectuel. Ce phénomène a surtout lieu quand l'état fébrile a duré longtemps ; alors les symptômes de faiblesse prédominent, et on emploie avec succès les stimulants : Sydenham recommande, en ce cas, la thériaque d'Andromaque. La manie est souvent le résultat de la fièvre tierce ou quotidienne ; elle a principalement lieu au printemps, et affecte les sujets jeunes et robustes. La mélancolie, et d'autres variétés de la monomanie, proviennent ordinairement de la fièvre quarte.

« Le temps auquel ces espèces de folie se déclarent est, pour les fièvres intermittentes, celui auquel elles ont coutume de récidiver. Sebastiaan a vu l'aliénation mentale prendre un type fébrile, s'exaspérer ou diminuer d'intensité aux périodes d'apyrexie et de paroxysme de la fièvre dont elle dérivait ; mais on ne saurait, en des cas pareils, seulement envisager la folie que comme une fièvre masquée.

« On observe que les fièvres, en général, donnent seulement lieu au désordre mental quand il y a une prédisposition héréditaire du sujet, ou quand des causes débilitantes et morales ont précédé le mal.

« Les aliénations mentales, dont nous parlons ici, offrent fréquemment des caractères qui appartiennent aux fièvres dont elles sont la suite. C'est ainsi que l'état cachectique de la peau, les obstructions abdominales, l'hydropisie, sont des symptômes fréquents dans la folie qui suit les fièvres intermittentes quartes ou tierces.

« Un phénomène fréquent, presque caractéristique, est le tremblement des membres, et c'est par là que cette espèce de délire présente beaucoup d'analogie avec celui des ivrognes. » *Traité sur l'aliénation mentale et sur les hospices des aliénés* par Guislain, t. II, p. 301-303.

Presque toujours, lorsque la fièvre intermittente, automnale surtout, est négligée ou mal traitée, ou bien quand la fièvre est guérie, d'autres dangers sont imminents, tels que la manie : Jean-Bernard Keup (1755-1802) est cité. Joseph Frank, *Prax*. 1826. I. 305 et trad. I. 131, note 15 : cfr. 1832. VII. 839 et trad. III. 331, n. 69.

Joseph Guislain, qui, à l'encontre de Pinel, lisait ses devanciers, a cité Sydenham, Boerhaave, de Gorter, Francis Willis (1717-1807), Sebastiaan, Baillarger, Focke. *Traité sur l'al. ment.* 1826. I. 151, 153, 353 : II. 117, 301 et *Leç. or. sur les Phrénopath.* 1852. II. 80-81 et III. 148.

La fièvre intermittente peut laisser à sa suite des affections nerveuses. François Hartmann (vers 1831), *Thér. hom. des mal. aig. et des mal. chron.*, trad. par Jourdan. I. 275.

« La jeune S., grêle et robuste cependant, âgée de vingt-deux ans, aux cheveux et aux yeux bruns, avait été élevée chez une vieille dame dont elle était la demoiselle de compagnie. Son humeur vive et enjouée, son imagination active, beaucoup d'esprit naturel, l'avaient rendue chère à sa protectrice, qui ne pouvait se passer de sa société : aussi lui laissait-elle faire toutes ses volontés. La seule chose qu'elle ne lui permît pas, c'était de s'éloigner d'elle ; ce qui, au reste, n'arrivait que fort rarement, et pour très peu de temps.

Dès son enfance, elle avait pu boire et manger tout ce qui lui avait plu, beaucoup de café, de la bière, du vin, et même de l'eau-de-vie. Ces excès furent cause sans doute que son corps ne prit pas tout son développement, et que son système nerveux devint très irritable. Le moindre effort la fatiguait, quoiqu'elle fît tout avec une certaine promptitude, et le plus léger travail suffisait pour la mettre en nage. Elle ne savait ce que c'était que pitié et compassion ; elle avait un plaisir singulier à tuer des oiseaux et à contempler des cadavres : rien n'était trop horrible pour elle. Un grand penchant pour l'autre sexe s'était manifesté de bonne heure en elle; mais la retraite dans laquelle elle vivait l'avait empêché de le satisfaire. Ses règles avaient paru le quatorzième anniversaire de sa naissance, et, dès lors, elle les avait toujours eues en quantité suffisante et régulièrement. Enfant, elle avait eu au sommet de la tête une eschare qui avait souvent été coupée, et plus tard quelques petits furoncles sur diverses parties du corps. D'ailleurs, elle n'avait jamais été malade auparavant.

Il y avait trois mois (mars 1832) qu'elle avait été attaquée d'une fièvre intermittente, pour la guérison de laquelle son médecin lui avait fait prendre trente paquets de quinquina.

Le 9 juin, elle alla voir ses parents, qui habitaient à quelques milles, et ce fut chez eux qu'elle donna les premiers signes de folie. Elle pleurait beaucoup ; elle ne faisait rien avec suite ; elle n'agissait qu'avec nonchalance ; elle tenait des discours absurdes et donnait des réponses vides de sens.

Quatre jours après, sa mère la reconduisit chez sa protectrice, et, dès son arrivée, le triste état de son esprit se manifesta par des signes moins équivoques encore. Elle disait, en accompagnant ses paroles des gestes les plus insensés, que le duc lui avait fait don de telle ou telle maison ; qu'il fallait qu'elle retournât aussitôt à Brunswick. (Pendant son séjour dans sa famille, elle avait effectivement vu plusieurs jeunes gens s'empresser autour d'elle.) Toutes ses actions, tous ses discours trahissaient son violent désir de satisfaire sa passion amoureuse. Dès qu'elle en trouvait l'occasion, elle allait demander instinctivement au premier homme qu'elle rencontrait, de lui prêter son ministère, en ayant soin toutefois que personne ne pût l'apprendre. La force seule pouvait l'empêcher de s'échapper de la maison, et plusieurs personnes devaient la garder jour et nuit. Elle avait de temps en temps des intervalles lucides, pendant lesquels elle s'écriait, en soupirant : « Ah ! pourquoi suis-je allée chez mes parents ? Ce sont eux qui sont la cause de ma maladie. Mon esprit est tout bouleversé !... » Elle mangeait, buvait, mais ne dormait pas.

On se rendit enfin à ses sollicitations pressantes, et on la conduisit à Brunswick. Ce fut alors qu'on me l'amena pour la soigner.

Ce ne fut pas sans peine que je parvins à en obtenir des réponses à mes questions. Elle écoutait à peine, ne faisait attention à rien, répondait tout de travers, et répétait sans cesse qu'elle était parfaitement bien portante, qu'elle n'avait besoin de rien, et qu'elle ne savait vraiment pas pourquoi on l'avait amenée chez moi. La tête seule, disait-elle, lui faisait quelquefois mal. Elle était affable et très gaie, et elle ne cessait de se promener de long en large dans ma chambre, sans la moindre gêne, regardant et prenant tout avec la curiosité d'un enfant.

Je lui fis prendre *stramonium* 1/9, et je demandai qu'on me l'amenât de nouveau huit jours après. Elle retourna chez ses parents.

J'appris que la veille, 29 juin, elle avait réussi à s'échapper ; mais que, voulant retourner chez sa protectrice, elle s'était trompée de chemin. Le même jour, elle avait eu un violent saignement de nez. En général, elle se conduisait avec un peu plus de raison ; par intervalle, ses discours annonçaient qu'elle possédait tout son bon sens ; elle dormait toujours très peu. Naturellement on avait tenu éloignés d'elle tous les hommes.

Je lui envoyai *hyoscyamus* 1/9. [Sauvages, Bosquillon].

Dix jours après, j'appris qu'elle était beaucoup plus

tranquille et plus raisonnable ; qu'elle ne faisait plus que rarement d'aussi grandes extravagances qu'autrefois ; mais que, depuis huit jours déjà, elle avait de nouveaux accès de fièvre intermittente qui la prenaient de deux jours l'un, et qui consistaient en des frissons, joints à une soif ardente ; puis en chaleurs, avec soif moins forte.

Le 10 juillet, je lui envoyai *carbo vegetabilis* 3/30.

Le 19, elle vint me voir elle-même. Sa conduite et ses discours annonçaient un esprit parfaitement sain. Elle savait tout ce qu'elle avait dit et fait lors de sa première visite chez moi, et s'en excusa. Elle éprouvait alors un tiraillement douloureux et continuel derrière la tête, à la racine des cheveux, comme si l'on y eût suspendu des masses de fer ; elle avait cru aussi que ma maison lui appartenait.

Le jour où elle vint chez moi, elle avait encore de la fièvre, elle éprouvait, lorsque l'accès la prenait, des picotements qui montaient des doigts du pied ; elle avait ensuite des frissons qui duraient une heure ; et, pendant tout ce temps, ses mains et ses bras étaient bleus de froid ; elle avait soif ; il lui semblait qu'on lui tirait la tête par derrière, et elle devait involontairement la rejeter en arrière. Elle ressentait ensuite des tiraillements dans les genoux et les talons, comme si on lui brisait les muscles, ainsi qu'un tressaillement, semblable à celui que pourrait produire une fraise qui monterait et descendrait sans cesse, au sommet de la tête à l'endroit même où elle avait eu une eschare dans son enfance. Elle avait des maux de tête violents ; il lui semblait que sa tête allait se fendre ; de grandes inquiétudes ; et, enfin, au côté intérieur des avant-bras, précisément au milieu, une place de trois pouces de long sur un ou deux pouces de large, qui lui causait, au toucher, d'affreuses douleurs. Ses bras étaient paralysés, au point qu'elle ne pouvait soulever le moindre objet. Après le frisson, arrivait la chaleur, accompagnée aussitôt d'une sueur abondante. Pendant les deux heures environ que durait cette transpiration, la malade dormait ordinairement. Le jour de l'accès, une forte diarrhée l'obligeait d'aller plusieurs fois à la selle. Elle dormait bien alors ; tandis que, dans les premiers temps de sa fièvre, elle avait souvent été quinze jours sans fermer l'œil, pour ainsi dire. Elle n'avait pas d'appétit. Ses cheveux continuaient à tomber en quantité.

Le 16, la fièvre était toujours aussi violente ; mais, le 18, elle avait déjà beaucoup diminué d'intensité et ne lui causait presque plus de douleurs. Mais, depuis quelque temps, à chaque accès, il se faisait, autour de sa bouche, une éruption de petits boutons qui disparaissaient bientôt.

Je crus qu'il fallait laisser agir encore le dernier remède.

Le 20, l'accès de fièvre fut moins fort, et le 22 il n'y en eut plus.

Dès lors, cette jeune fille se porta bien de corps et d'esprit ; seulement, vers le 12 août, ses pieds enflèrent un peu ; mais une dose *bryonia* 10/30 fit bientôt cesser l'enflure.

Je l'ai revue depuis, et je l'ai trouvée parfaitement bien portante. Hartlaub (en 1833) dans David–Didier Roth, *Cliniqne homœopathique*, t. Ier. Paris, J.-B. B., 1837. 8, p. 76-80, obs. 36e.

« Jeanne-Sophie Silbern, de Podelwitz, âgée de soixante-deux ans, d'une constitution assez robuste du reste, avait eu deux ans auparavant, une diarrhée qui avait duré dix semaines, et à l'exception de laquelle elle s'était toujours bien portée. Il y avait six mois qu'elle avait eu pendant quelques semaines une fièvre que des médicaments avaient fait cesser ; mais, un mois plus tard, elle avait été attaquée d'un dérangement d'esprit qui s'était manifesté ainsi, au rapport de son mari. Elle avait l'idée fixe qu'elle était la cause de la mort d'un enfant qui était décédé peu auparavant ; elle voulait se tuer ; elle n'avait aucun repos, courait çà et là jour et nuit ; il avait fallu la lier pendant quelque temps. Depuis deux mois, elle était un peu plus tranquille ; mais elle ne cessait de se parler à elle-même, tenait fermement à son idée fixe, était mélancolique, gémissait, se plaignait, mais répondait juste à toute question, ne voulait pas travailler et ne mangeait même qu'autant qu'on l'y forçait ; cependant elle mangeait avec appétit. Elle négligeait tout, était sale, avait des vêtements en lambeaux, et sortait quelquefois toute nue. Face, mains et pieds enflés quelquefois. Selles régulières. Du reste, pas de plainte. Elle avait fait plusieurs enfants. Menstruation toujours régulière : elle avait cessé depuis cinq ans. On donna *veratrum*. La semaine suivante, l'état était resté le même. On eut recours à *aurum*. Après quelques jours d'exacerbation, précédée de quelque amélioration, on prescrivit *sulphur*. Enflure plus forte des pieds et du visage, la semaine suivante ; agitation plus grande encore. Après une dose *belladonna*, amélioration notable les quinze jours suivants. La malade parlait raisonnablement, avait beaucoup d'appétit, mais peu de sommeil. Cependant huit jours après, elle était redevenue plus agitée et tout le côté gauche de son corps était enflé. Une dose *helleborus nig.* ne produisit rien non plus. L'affaiblissement augmenta, et la malade fut obligée de rester au lit toute la journée, couchée sur le côté gauche. On répéta *helleb. nig.*, et la malade sortit de l'établissement [l'Institut homœopathique] après cinq semaines environ de traitement inutile. » *Annuaire de l'Institut homœop.*, vol. III, page 109, 1834. *Clin. homœop.* par D.-D. Roth, t. IX. Paris, 1840, p. 8-9, obs. 15ᵉ.

En 1840, Th. Archambault signalait l'aliénation, suite de fièvre intermittente, et citait Sydenham. *Alién. m.* par Sir William C. Ellis ; trad. de l'angl. par T. A. Paris, Just Rouvier, 1840. 8. ch. 3 p. 131, note 1.

Dans leurs *Recherches statistiques sur l'Aliénation mentale faites à l'hospice de Bicêtre*, (Paris, Just Rouvier, 1841. 8, p. 76), Honoré Aubanel et A.-M. Thore ont mentionné une observation d'aliénation consécutive à la fièvre intermittente : c'est en l'année 1839 qu'ils ont rencontré ce cas.

En 1843, Jules-Gabriel-François Baillarger communiquait les deux faits suivants :

« M. B..., âgé de vingt-cinq ans, chef de bureau dans une administration, fut amené à la maison de Charenton, le 12 août 1833, d'un département où les fièvres sont endémiques. — Il résulte des renseignements donnés par la famille, que ce jeune homme entrait en convalescence d'une fièvre intermittente qui avait duré six semaines, lorsque la folie a éclaté tout à coup, après quelques jours d'une céphalalgie très intense. — On eut recours, sans succès, aux saignées générales, aux applications de sangsues et aux bains, et M. B... fut conduit à Charenton, offrant tous les symptômes de la variété de folie décrite par Georget sous le nom de « stupidité ». La physionomie dénotait une profonde hébétude, le malade restait toute la journée immobile à la même place dans un état complet de mutisme. Il ne prenait aucun soin de propreté ; on était obligé de le faire manger. M. Esquirol fit appliquer un large vésicatoire à la nuque, et, après trois mois, la guérison était complète.

» N..., âgée de trente-quatre ans, avait eu à Nantes une fièvre intermittente tierce, qui s'était prolongée pendant trois mois ; N... était convalescente depuis trois semaines lorsqu'elle retomba à Paris. On crut d'abord que c'était une récidive de la fièvre intermittente. Le premier jour, en effet, il y eut une fièvre très forte qui se termina par une sueur très abondante. Cependant cette fièvre n'a plus reparu ; mais, depuis ce moment, on a observé des signes non équivoques de folie. Le 14 juin [1843], cette femme fut amenée à la Salpêtrière, dans le service de M. Métivié. La physionomie avait une expression de crainte, et indiquait en même temps une sorte d'hébétude. La malade ne semblait pas savoir où elle était, ni comprendre ce qu'on lui voulait. Elle avait l'air égaré et ne prononçait que quelques phrases très courtes et sans suite. Elle craignait qu'on ne la fît porter à la Morgue, qu'on ne l'empoisonnât, etc. Ses vêtements étaient en désordre, et on était obligé de la faire manger. Après un mois, elle fut retirée de la Salpêtrière par sa famille avant qu'on eût obtenu encore aucune amélioration. »

» Les fièvres intermittentes peuvent prédisposer à la folie de deux manières : d'abord en agissant comme toutes les affections nerveuses qui impriment un ébranlement, une excitation à l'organisme, mais bien plus et d'une manière plus directe encore peut-être, en produisant l'anémie et la prédominance du système nerveux sur le système circulatoire. Les hydropisies sont un des accidents consécutifs les plus communs des fièvres intermittentes ; or, comme les épanchements séreux se font dans un point ou dans un autre selon la prédominance d'irritation de tel ou tel organe, c'est au cerveau qu'affluera la sérosité chez un sujet aliéné. Il est facile dès lors de s'expliquer pourquoi la folie provoquée par les fièvres intermittentes prolongées dégénère en stupidité ; il survient un œdème du cerveau, d'où il résulte une compression qui jette le malade dans l'état de stupidité indiqué par Sydenham et rencontré dans les faits rapportés par Baillarger. M. Etoc, qui a publié un excellent traité de la stupidité, a recherché à quelle lésion anatomique cette complication pouvait être rapportée ; et, dans toutes les autopsies qu'il a faites, il a constamment trouvé une véritable hypertrophie du cerveau produite par l'œdème de la substance cérébrale.

« La conséquence pratique de tout ceci, c'est que, si la stupidité est dans quelques cas au moins le résultat de l'œdème de la substance cérébrale, on comprend combien les saignées, dans la folie, à la suite de fièvres intermittentes, doivent faciliter cette complication, en augmentant l'état d'anémie produit par les fièvres ; aussi avaient-elles été proscrites par Sydenham dans cette folie pour le traitement de laquelle il recommandait au contraire les toniques. » *Journ. d. conn. méd. chir.* t. XX, février 1844, p. 72 et *Bull. g. de Thér.* t. XXV. Paris, 1843, p. 391.

« Masse, de la commune de Mallemoisson, près Digne, âgé de trente-cinq ans, maigre, ayant toujours joui d'une bonne santé, vint me voir dans les premiers jours de mars [1843], pour le guérir d'une fièvre tierce qu'il avait depuis quinze jours. Le sulfate de quinine répondit parfaitement à mon attente et au désir du malade. Masse voulut se soustraire au régime médical et hygiénique que je lui avais ordonné, et la fièvre reparut vingt jours après. Le sulfate de quinine fut repris, et la fièvre cessa de nouveau ; enfin, dans l'espace de quatre mois, il y eut cinq rechutes, et l'écorce du Pérou avait toujours bien réussi, lorsque, pendant la nuit du deux juillet, c'est-à-dire six jours après le dernier accès, je fus appelé en toute hâte auprès de Masse, que je trouvai dans l'état suivant : le malade est couché et retenu dans son lit par quatre personnes ;

il me reconnaît, me demande des nouvelles de ma famille, et veut en même temps me donner un soufflet. Le pouls est naturel, la figure pâle, les yeux sont légèrement injectés, le ventre souple, les membres libres dans tous leurs mouvements ; le père Masse me dit que son fils est dans cet état depuis douze heures, qu'il était allé à Digne avec lui pour son commerce, jouissant d'une parfaite santé, et qu'à leur retour seulement il avait reconnu de l'incohérence dans ses paroles. Le malade, qui était d'un caractère doux et peu communicatif, ne discontinue pas d'adresser la parole aux personnes qui l'entourent, il leur parle de ses affaires de commerce, leur crache à la figure ne pouvant les frapper ; la conversation qu'il tient n'est pas suivie, mais elle ne manque pas de sens. L'état de Masse me parut être grave ; j'en fis part à sa famille, et je voulus m'adjoindre un confrère ; avant l'arrivée du nouveau médecin, je fis une saignée de cent cinquante grammes, des compresses à la glace furent appliquées sur la tête, et deux heures après un bain général lui fut donné ; le malade éprouva un peu de tranquillité après sa sortie du bain.

Simon-Jude Honnorat, de Digne, arriva à deux heures après-midi ; il approuva ce que j'avais fait, et il fut convenu entre nous de renouveler la saignée le soir, de donner l'huile de ricin intérieurement et de la limonade pour boisson.

Le 4, je trouve Masse aussi furieux que la veille ; il n'avait pas voulu prendre l'huile de ricin ; je le fis mettre dans un bain, où je le laissai pendant une heure.

Un mieux assez sensible s'ensuivit ; mais il ne fut pas de longue durée.

Prescription : un lavement à prendre à midi ; douze

sangsues aux apophyses mastoïdes, compresses froides sur la tête, un bain général le soir, et de la limonade pour boisson.

Le 5, le malade était dans le même état, je fais appeler de nouveau mon confrère qui ne peut se rendre à mon invitation, et ordonne de continuer l'huile de ricin, si tel est mon avis : j'en fis avaler cinquante grammes à Masse avant de le quitter, et ce laxatif fit aller deux fois à la selle pendant la nuit.

Le 6 au matin, je trouve le malade tranquille, mais abattu ; il a reposé pendant deux heures.

Quelques heures après mon départ, le malade devient furieux, et reste dans cet état jusqu'au 7, à cinq heures du matin ; vers les huit heures, j'arrive auprès de lui, et je le trouve fort tranquille ; il cause avec moi, me demande pardon de tout ce qu'il a dit et fait depuis qu'il est malade. Je crus alors toucher à une guérison certaine : le pouls était bon quoique faible, la figure calme ; les yeux ne sont pas injectés, le ventre est souple. Je prescrivis la continuation de la limonade et une tasse de bouillon toutes les quatre heures.

A trois heures de l'après-midi, ce mieux disparut de nouveau pour ne plus revenir. Masse devint furieux de plus en plus, et il mourut vingt-quatre heures après.

... » Les phénomènes ont consisté dans un dérangement intellectuel, une véritable folie ; et il y a pour moi liaison entre cet état et les fièvres intermittentes qu'a eues ce sujet. » Jean-Joseph Itard, D. M. [M., médecin de l'hospice des Mées (Basses-Alpes), *Bull. de Thér*. 1843 XXV. 443-444 (né aux Mées le 16 février 1810, I. y est mort le 12 avril 1880 ; — Honnorat, né à Allos (Basses-Alpes), le 3 avril 1786, est mort, à Digne, le 30 juillet 1852).

La *Table g. des Anu. méd. psych* (Paris, 1868, p. 43, 146) fait mention *De l'influence des Fièvres intermitten-tes sur l'épilepsie et la folie* par Jacques-Henri Girard de Cailleux (1846).

« Focke rapporte quatre cas de manie guéris par le sulfate de quinine. L'aliénation avait succédé à un état fébrile intermittent.

L'auteur rappelle les succès obtenus par Guillaume Ruer dans des circonstances analogues.

Il cite également des résultats heureux, recueillis dans la clinique de Richarz, dans celle de Flemming. » *Leç. or. sur les Phrénopath.* par Guislain. Gand, L. Hebbelynck, 1852. 8. III. 148; II. 81.

« Cette altération du sang [la diathèse séreuse consé-cutive à la fièvre intermittente] paraît exercer une in-fluence considérable sur l'encéphale, en produisant l'œdé-matie de son tissu. Telle est l'idée, ce me semble très fondée, qu'a émise Baillarger en rendant compte de quel-ques cas de démence, suite de fièvres intermittentes. Sydenham avait déjà signalé des faits de ce genre, sans en indiquer le mode de production. Jean-Joseph Itard a vu un cas de folie paraissant tenir à la même cause.

Il est assez remarquable que ce sont surtout les fièvres quartes qui donnent lieu à l'hydropisie. Celse (l. III, c. 21; trad. Ninnin 1753. I. 280-284) l'avait annoncé. » Elie Gintrac, *Path.* 1853. III. 639.

Liégey a écrit *quelques mots sur l'aliénation mentale émanée des fièvres intermittentes et rémittentes, Annuaire g. des sc. méd.* par Joseph-Aug. Cavasse, II° an., 1858. Paris, A. Delahaye, 1859, p. 247.

« Hoffmann [XIX° siècle?] Folie consécutive à une fiè-vre intermittente. A l'autopsie, on trouva une atrophie du cerveau, la couche corticale était pâle, plus pâle que les masses grises centrales. Cité par W. Griesinger.

« D'autres fois, dit W. Griesinger, la fièvre intermittente dure un temps variable avec ses caractères ordinaires ; puis on voit apparaître, au lieu des paroxysmes de froid et de chaleur, comme par une sorte de ressaut brusque de la maladie, des paroxysmes de folie intermittente (accès de manie violente, de délire furieux, quelquefois aussi tentative de suicide) ; cet état affecte quelquefois le type rémittent, les accès reviennent pendant un temps plus ou moins long à des intervalles réguliers, et la folie devient chronique. — Enfin il y a une troisième série de faits, et c'est la plus nombreuse de toutes, dans laquelle la folie se développe consécutivement à la guérison de la fièvre intermittente, soit pendant la convalescence même, soit plusieurs mois après la cessation de la maladie. Ce sont principalement les fièvres intermittentes graves et de longue durée (les fièvres quartes surtout) qui amènent dans l'économie des lésions qui peuvent déterminer la folie.

Cette folie persiste souvent avec une marche uniforme, chronique, et l'on n'observe plus aucun des symptômes de la fièvre intermittente ; ou bien l'on trouve encore quelques traces de la fièvre périodique : le foie et la rate sont tuméfiés, la cachexie paludéenne existe, et l'on voit apparaître de temps à autre des paroxysmes irréguliers de fièvre intermittente, la folie persistant d'ailleurs. Quelquefois, dans ces cas, la folie cesse avec le retour d'une série aiguë d'accidents graves de la fièvre intermittente ; mais aussi le sulfate de quinine triomphe plus ou moins rapidement de l'ensemble des symptômes et de la fièvre et de la folie.

Pour les faits de la troisième catégorie, il est certain que, d'une part, l'anémie cachectique qui succède si souvent à la fièvre intermittente et, d'autre part, la mélanémie et le dépôt du pigment granuleux dans les vaisseaux cérébraux (voy. à ce sujet W. Griesinger, *sur les maladies infectieuses*; Virchow, *Pathologie*, t. II) jouent un rôle important dans la production de la folie; c'est à cette dernière circonstance que me paraît devoir également être attribué le développement des symptômes cérébraux graves que l'on observe quelquefois dans la fièvre intermittente (coma, attaques apoplectiformes, etc.). Cependant il y a des cas où l'autopsie n'a pas révélé de pigmentation du cerveau. »

Griesinger termine en citant Lippich (1842) et le *Rapport de l'asile des aliénés de Vienne*, 1858, etc. *Traité des Maladies mentales, pathologie et thérapeutique* par W. G. (1861) trad. de l'allemand par Doumic. (2ᵉ éd.) Paris, Adrien Delahaye, 1873. 8, p. 219-220. 1. II. s. 3, c. 4. cfr. pages 277, 505 (la 1ʳᵉ éd. de l'original allemand a paru en 1845, la 2ᵉ en 1861). Cpr. *Traité des Maladies infectieuses* par W. G., trad. par G. Lemattre, 2ᵉ éd. annotée par le Dʳ Emile Vallin. Paris, J.-B. Baillière et fils, 1877. 8, p. 69.

En 1858, P. Berthier publiait l'observation suivante : Fièvre intermittente quarte et chronique, survenue sans cause efficiente connue. — Lypémanie. — Démence. Mort. (*Ann. g. d. sc. m.* par A. Cavasse. IIᵉ an. 1858. Paris, 1859, p. 247). — En janvier 1861, Berthier insérait, dans les *Annales méd. psych.* (p. 1-22), un travail intitulé : « La fièvre dans ses rapports avec l'aliénation ». Il citait la plupart des auteurs des dix-septième, dix-huitième, dix-neuvième siècles qui ont signalé cette variété d'aliénation, notamment Benoît-A. Morel, Nepple, et formulaient la conclusion suivante (p, 12-13) : « Lorsque le *délire chronique* suit ces espèces de fièvres [continue, rémittente ou intermittente], il constitue la folie ; ce n'est plus un accident, pas plus qu'une coïncidence, pas même une complication.... c'est une nouvelle maladie qui se substitue à l'autre, avec une gravité d'un ordre tout différent. Alors, comme après certains typhus, on se trouve en face ou d'une congestion passive des centres nerveux, ou d'un appauvrissement universel du système, ou, comme à la suite des fièvres intermittentes longues, de cet appauvrissement général de l'économie : deux conditions également malheureuses qui annoncent un organisme délabré, et demandent un traitement avant tout analeptique. »

« Jean-Jacques Wepfer [1620-1695] et Sydenham [1624-1689] guérissaient, par le simple usage des cordiaux et des analeptiques, ce délire paisible qui succède quelquefois aux fièvres intermittentes. » A^tde Padioleau, *De la Médecine morale dans le traitement des Maladies nerveuses*. Paris, Germer-Baillière, 1864. 8. p. 138.

Une jeune femme, à la suite d'une fièvre intermittente ortiée, tomba dans la stupeur et fut paralysée des extrémités. *Gaz. des hôp.* : d'apr. Trousseau dans la *Clin.* 1865. I. 190) il est question d'une f. urticaire.

En 1866, Alexandre-Jacques-François Brierre de Boismont mentionnait l'aliénation due aux fièvres intermittentes graves. *Des Mal. ment. Extr. de la Path.* du prof. Requin. IV. 706. — En 1867, de Boismont rappelait que Guislain avait signalé les fièvres intermittentes parmi les maladies qui peuvent donner lieu à l'état phrénopathique. *Joseph Guislain, sa vie et ses écrits*. Paris, Germer-Baillière, 1867. 8. p. 69.

« Les fièvres intermittentes seraient quelquefois une cause occasionnelle de folie. Cette affection doit être considérée comme le résultat de l'affaiblissement général que subit la constitution, et de l'état cachectique qui en est la suite. » Achille Foville fils, *N. Dict. de Méd. et de chir. prat. ill.* 1872. XV. 226.

« Dans les premiers jours de juillet 1871, V..., [âgé de cinquante ans, qui a eu récemment de profonds chagrins] est pris de frissons, de fièvre et de délire ; son corps se couvre d'innombrables plaques d'urticaire, localisées principalement sur le front et les tempes, avec prurit intense ; une abondante sueur termine l'accès. Le lendemain, les mêmes phénomènes se reproduisent, et dans le même ordre. Le surlendemain, nouvelle crise analogue et accompagnée, cette fois, d'un délire violent avec hallucination : il croit voir un homme qu'il vient de tuer et couper en morceaux ; il se hâte de faire disparaître ces lambeaux de chairs palpitantes. La tête, trop dure à diviser, reste là ; cette tête sanglante le regarde avec des yeux fixes : il cherche en vain à s'en détourner, elle le suit partout comme pour lui reprocher son forfait. Les préparations de quinquina sont administrées.

Le lendemain, le malade se réveilla sans fièvre, les plaques d'urticaire disparurent rapidement, ainsi que tous les autres symptômes organiques ; mais le cauchemar de la veille avait laissé une impression profonde dans l'esprit du malheureux. Le matin, dans la journée, au milieu de ses travaux, il aperçut plus d'une fois la tête menaçante ; il en vint à se persuader qu'il avait effectivement commis quelque crime, et, pour ne pas être un sujet de honte et de déshonneur pour les siens, il pensait en finir avec la vie. Un soir, donc, il s'égara dans la campagne et voulut s'amputer la verge ; mais il s'arrêta dans sa tentative, qui se borna à une profonde entaille. Il avait choisi cet organe, parce qu'il se figurait que c'était le canal le plus favorable à l'épuisement du sang. A peine l'opération achevée, V... changea d'idée et revint à la hâte à son domicile pour se faire soigner.

Depuis cette époque, la tête ne lui apparut plus ; mais, à plusieurs reprises, le souvenir poignant lui en revint à la mémoire. Au mois de juillet [1872], V..., redoutant le sinistre anniversaire de sa vision, partit subrepticement de son domicile pour venir à Paris. Il voulait changer d'air, revoir une ville où il avait vécu quatorze ans, chercher une place de concierge qu'on lui avait fait espérer. A peine débarqué, V... court à l'église et commence une neuvaine : mais, tout à coup, il se ravise, se demande pourquoi il est venu à Paris. Il retourne à l'hôtel pour chercher ses malles et regagner le chemin de fer. Le directeur de l'Institut se présente alors à lui. V..., frappé d'étonnement, fond en larmes...

Que se passa-t-il alors ? c'est ce que nous n'avons pu savoir. Quoi qu'il en soit, son directeur fit des démarches à la préfecture de police pour le faire entrer à Bicêtre. Les médecins du dépôt déclarèrent que V... était atteint d'accès maniaques, et on ne tarda pas à l'envoyer à Sainte-Anne, où il fut reconnu atteint d'excitation avec idées mélancoliques ; et enfin, le 4 août 1872, il arriva à Bicêtre. Du délire, il ne restait plus que des traces, et on constata un état de calme, de docilité, de raison qui s'est maintenu jusqu'à ce jour.

L'état général du malade est bon ; V... s'occupe à l'école, raconte avec lucidité les accidents bizarres auxquels il a été en proie, les soins qui lui ont été donnés à cette occasion et la crainte que lui inspirait l'éventualité d'une récidive.

Le seul nuage qu'il resterait à dissiper, c'est l'obscurité de la mémoire pour ce qui regarde les causes de sa mise en arrestation, et les détails relatifs à cette même récidive, dont il ne semble pas avoir conscience.

A quoi avait-on eu affaire ici ? Il est impossible de nier la relation de cause à effet, qui a eu lieu dès le début de la fièvre. » Observation recueillie dans le service de Berthier, à l'asile d'aliénés de Bicêtre, par E. Calmette. *Gazette des hôpitaux*, XLVe an. no 145, samedi 14 décembre 1872. Paris, A. Pougin, 4, p. 1154-1155.

J. Christian, médecin adjoint à l'asile des aliénés de Montdevergues près Avignon, a pu réunir un total de seize cas d'aliénation, développée à la suite de la fièvre intermittente, et a noté que, dans un de ces cas, le malade avait eu un accès de manie trois ans auparavant.

« Quand la folie succède à une fièvre intermittente assez longue, il faut, dit Christian, reconnaître l'influence de l'anémie ; conséquence presque fatale de toute fièvre paludéenne de quelque durée. Cette anémie s'accompagne de congestions passives de divers organes, d'infiltrations séreuses, d'œdèmes, etc. Nous sommes autorisés à penser que ces congestions, ces œdèmes peuvent affecter le cerveau et la moelle épinière, et qu'ainsi s'expliquent les accidents cérébraux. L'œdème cérébral n'est peut-être pas très rare ; puisque la stupeur, la mélancolie stupide, sont les formes mentales généralement observées. » *De la Folie consécutive aux Maladies aiguës*, Paris, Parent, 1873. 8. p. 12, 30, 27-28. Ce travail a été analysé par Jean-Paul Tessier fils, dans l'*Art médical* (novembre 1873, p. 385-388).

Etienne-Alfred Luton cite le cas de *Délire mélancolique, consécutif à une fièvre intermittente ortiée*, observé par E. Calmette. *N. Dict. de Méd.* 1877. XXIII. 815.

En 1843, un aliéniste distingué insinuait que les manigraphes, en France, avaient laissé dans l'ombre la question qui nous occupe. Ayant pu citer Fernel, Perdulcis, de Riolet, Pierre Borel, Sauvages, A.-C. Lorry, C. L. Fr. Andry, Bosquillon, C.-M.-G. de Grimaud, André-Marie-Joseph Bouvier, Pinel, F.-J. Double, François-Joseph-Victor Broussais, Th. Archambault, Honoré Aubanel et Ange-M. Thore, il me semble que les médecins français ont, avant l'année 1843, apporté leur contribution.

Parmi les médicaments communs à l'allopathie et à l'homœopathie, je relève pour le cas présent :

Hyoscyamus niger (qu'hyoscyamus albus peut remplacer quoiqu'ayant moins d'activité) ;

Opium;

Arsenicum album;

Chininum sulfuricum;

Cinchona;

Cantharis ;

Moschus;

Veratrum album.

II.

Examinons maintenant comment l'aliénation peut se développer à la suite de la fièvre intermittente. La question me paraît susceptible d'être envisagée sous les sept points de vue suivants :

1° La fièvre intermittente peut s'accompagner *d'aliénation*.

« Un individu atteint d'une fièvre double tierce tomba,
vers le troisième accès, dans une aliénation mentale qui
se donna carrière l'espace de trois jours. La fièvre ne
paraissait pas forte dans la journée ; mais, la maladie
ayant empiré pendant la nuit, le patient succomba. » Jean-
Baptiste Senac, *De rec. Febr. interm. tum rem. nat.*
l. I. c. 17. Amst. 1759. p. 96.

Joseph Bourges, médecin à Bordeaux, a publié une
*Observation sur une fièvre anomale, accompagnée d'acci-
dents nerveux* : j'en ai lu l'extrait dans la *Bibliothèque
médicale* 1812. XXXVI. 368-371 : c'était une fièvre tierce,
puis rémittente tierce ; survint un délire maniaque : la
mort termina la scène.

« M. N..., capitaine d'infanterie de marine, âgé de
quarante-deux ans, d'une taille élevée, d'une constitution
très robuste et disposée à la pléthore sanguine, se trouvant,
en 1838, en garnison à Rochefort, y contracta une fièvre
intermittente à type tierce. Quelques doses de sulfate de
quinine tout d'abord pour mettre fin aux accès, mais ceux-
ci reparaissent bientôt, et, malgré l'usage prolongé du
quinquina, ils se continuent, irrégulièrement il est vrai,
jusqu'en 1843. A cette époque, des pilules arsenicales
coupent enfin la fièvre.

A partir de 1840, cet officier, qui se livrait avec excès à
l'usage de l'absinthe et de l'eau-de-vie, remarque qu'il
devenait sujet à des éblouissements et à de la constipation, et qu'en outre, pendant certains accès de fièvre, son
imagination s'exaltait jusqu au degré voisin du délire.

En 1852, M. N... est dirigé sur Madagascar, et, aussitôt après son débarquement dans l'île, il est de nouveau
en butte à des accès de fièvre intermittente irrégulière.
L'emploi du sulfate de quinine à haute dose n'amenant

aucune amélioration, le malade eut l'idée de s'administrer la médecine Leroy. Ce purgatif n'empêche pas les accès de reparaître, mais leur retour n'a rien de régulier ; ils s'accompagnent toujours de vertiges, de constipation et surtout d'une tension abdominale considérable.

En 1853, cet officier reçoit l'ordre de passer de Madagascar à l'île de Mayotte, où la fièvre le ressaisit avec plus de violence que jamais. Hors d'état de continuer son service, M. N... rentre en France et débarque à Toulon en 1854. La traversée se fit de la manière la plus heureuse ; mais à peine le malade eût-il mis pied à terre, que la fièvre reparut de nouveau sous le type tierce, avec délire, agitation extrême, pendant chaque pyrexie.

Tous ces accidents se dissipèrent d'eux-mêmes dès que M. N... eut atteint la Crimée, où il séjourna pendant huit mois, jouissant d'une santé parfaite ; quoiqu'il continuât toujours de faire abus des boissons spiritueuses. Une blessure, sans gravité, le ramène à Toulon en 1856, et là il se trouve encore une fois repris d'accès revenant tous les huit jours ; mais, cette fois, les désordres concomitants prennent plus de gravité : ainsi la constipation est plus opiniâtre et la céphalalgie plus prononcée ; des vomissements surviennent ; le ventre, ballonné, prend un volume énorme ; la respiration se fait péniblement, la face s'injecte ; le délire éclate et débute avec les frissons ; le malade s'agite, vocifère, insulte et cherche à frapper les personnes qui l'entourent. Dès que la sueur se montre, le délire se calme ; puis surviennent de la diarrhée et des éructations, qui sont suivies de l'affaissement complet de l'abdomen.

Le 4 mars 1857, cet officier arrive à Paris, et, le 8, un accès de fièvre se déclare après une céphalalgie de douze

heures. A peine le frisson a-t-il commencé que les accidents précédents reparaissent; le malade, se croyant
poursuivi par des assassins, quitte son hôtel en costume
de nuit, parcourt les rues de Paris en se disant l'envoyé
de Dieu pour exterminer les voleurs; réintégré dans sa
chambre, il y met tout en pièces.

Le lendemain, M. N..., tout à fait calmé, est conduit à
l'hôpital du Val-de-Grâce, et fait lui-même à M. Champouillon un récit parfaitement lucide de toutes les particularités de sa maladie. Il annonce, pour le 15 ou le 16,
un accès semblable à ceux qui ont précédé; cet accès eut
effectivement lieu, et de la manière qui avait été prévue.
Cet officier reconnaissant, au météorisme abdominal et
à la céphalalgie, que l'accès approchait demanda à être
contenu par une camisole de force, afin d'éviter toute tentative de violence contre les infirmiers. M. Champouillon
put démêler, au milieu du désordre des symptômes psy-
chiques qui se manifestèrent, une véritable monomanie
religieuse provoquée par des hallucinations.

Un traitement, dans lequel le sulfate de quinine, l'arse-
nic et les purgatifs furent employés avec énergie, mit fin
du même coup à la fièvre et à la folie.

Il est bon d'ajouter qu'on a constaté pendant le séjour
du malade au Val-de-Grâce, où se sont passées les derniè-
res péripéties de cette longue scène morbide, une aug-
mentation considérable du volume de la rate. Il se joignait,
en outre, accidentellement, pendant les accès, à cette in-
tumescence de la rate qui refoulait le diaphragme en haut,
un météorisme également considérable.....

Il est une circonstance qui ne doit pas être négligée ici,
et qui a une part évidente à nos yeux dans l'étiologie et
la nature des accidents observés, c'est l'habitude des excès

alcooliques. » *La Gazette des hôpitaux.* XXXe an. 11
juillet 1857, p. 322-323. Cfr. Griesinger, *M. ment.*, 218.

2° La fièvre intermittente peut s'accompagner de *délire*
Sans doute, les cas de fièvre intermittente avec aliénation ne sont pas communs. Mais ce qui est commun,
c'est le délire dans la fièvre intermittente.

« L'observation nous a enseigné qu'à chaque espèce
morbide correspondaient un certain nombre de maladies
qui pouvaient se développer à son occasion. Ainsi la scro-
fule et toutes ses affections à propos de la rougeole, le
choléra à propos de la fièvre typhoïde, les affections du
cœur à propos d'une pneumonie ou d'une pleurésie, l'al-
buminurie à propos de la scarlatine, la folie à propos des
fièvres accompagnées de délire.

» Jean-Paul Tessier expliquait cette terminaison par
une autre maladie, à l'aide de la théorie de *l'accident
commun.* Il faisait remarquer avec juste raison qu'entre
la maladie primitive et la maladie secondaire, existait une
affection commune aux deux maladies. C'est *l'accident
commun,* le pont qui sert de passage de l'une à l'autre.
Ainsi la bronchite de la rougeole sert de pont à la bronchite de la phthisie, ou à celle de la coqueluche. La diarrhée de la fièvre typhoïde est l'accident commun qui mène
à la diarrhée cholérique. » (Pierre Jousset, *Elém. de
Path. et de Thér. gén.* Paris, J.-B. B. et f., 1873. 8. p.
73-74).

Ainsi l'aliénation, le délire, sont, suivant le cas, *l'accident commun* qui nous aide à comprendre comment la
folie peut succéder à la fièvre intermittente.

3° La fièvre intermittente laisse quelquefois à sa suite
des *lésions*, qui peuvent être l'occasion du développement
de la folie.

Voyons rapidement les lésions que la fièvre intermittente produit : je me bornerai à citer Fizeau, Frank, Bonnet, Gintrac. Le lecteur voudra bien se rappeler ce qu'ont dit, en fait de lésions, Sarcone et Mianowski.

Fièvre intermittente d'abord tierce, puis quarte simple, ayant duré un peu plus de cinq mois.

« Un peu de sérosité dans le tissu de la pie-mère ; environ trois scrupules de ce liquide dans chaque ventricule latéral du cerveau ; et à peu près une once à la base du crâne. » Louis-Aimé Fizeau, *Recherches et Observations pour servir à l'histoire des Fièvres intermittentes.* Paris, Brosson, 1803. 8. p. 138.

« Dans quelques cas, l'encéphale renferme une notable quantité de sérosité, pure ou sanguinolente, en même temps que les méninges offrent des traces d'inflammation ; le cerveau est tantôt exempt d'altérations (quoique la tête ait été violemment prise pendant le cours de la maladie antérieure), tantôt affaissé, mou, avec beaucoup de sérosité dans les ventricules latéraux (Fr. Puccinoti) tantôt compact ainsi que la moelle allongée, marqué de points rouges, avec adhérence morbide des méninges entre elles et dilatation de leurs vaisseaux sanguins, tantôt affecté de varices (Lancisi). » Joseph Frank, *Path.* I. 108.

Fièvre pernicieuse apoplectique (soporeuse, carotique, léthargique). « Les vaisseaux qui se distribuent au cerveau et la pie-mère étaient gorgés de sang ; il s'était fait en outre un épanchement considérable de ce fluide dans l'épaisseur de l'hémisphère droit. » 87.

Fièvre p. algide. — Tous les vaisseaux du cerveau et de la pie-mère étaient gorgés de sang, l'arachnoïde présentait une injection assez prononcée, et, de loin en loin, on remarquait à sa surface une matière visqueuse et verdâtre. 103-104.

Légère injection de l'arachnoïde, engorgement des vaisseaux qui rampent sur les circonvolutions ; sérosité jaunâtre entre les feuillets de l'arachnoïde (Bailly). 108.

Fièvre quarte. — Les vaisseaux du cerveau étaient distendus par le sang. 158.

Fièvre tierce. — Légère exsudation séreuse dans les différents replis de l'arachnoïde (F.-J.-V. Broussais). 166.

Fièvre quotidienne. — L'autopsie fit voir une certaine quantité de sérosité, épanchée à la base du crâne et les ventricules latéraux remplis de ce liquide (Arlin). 173.

Fièvre tierce. — Le système veineux cérébral est dans un état de plénitude. L'arachnoïde est enflammée légèrement ; les ventricules cérébraux sont pleins d'eau (Nepple). 182.

Fièvre rémittente. — Le cerveau était mou, blanchâtre ; ses vaisseaux sanguins étaient exsangues, et ses ventricules pleins d'une sérosité aqueuse (Nepple). 185.

Fièvre tierce. — Injection extrêmement vive de toute l'arachnoïde, couleur beaucoup plus foncée de la substance grise du cerveau, qui tirait sur le gris rose obscur ; un peu d'eau dans les ventricules. Point de fausse membrane sur l'arachnoïde (Bailly). 185.

Fièvre comateuse. — Vive inflammation de toute l'arachnoïde ; sérosité entre les circonvolutions, engorgement des vaisseaux qui rampent sur elles ; injections des vaisseaux de la lyre dans les ventricules. Le cerveau étant enlevé, il s'écoule de la cavité du crâne une demi-livre de sang (Bailly). 187.

Fièvre quotidienne. — La dure-mère était teinte en

jaune citron ; cette couleur s'en alla, en partie, au moyen
de lotions répétées ; cependant lorsqu'on regardait le jour
à travers cette membrane, la diminution de la couleur
était à peine sensible. Injection de l'arachnoïde, couleur
foncée de la substance corticale, sérosité jaunâtre entre
les circonvolutions : quand on coupait le cerveau par
tranches, il suintait une infinité de gouttelettes par l'ouverture des vaisseaux coupés ; un peu d'eau dans les ventricules, cervelet naturel (Bailly). 188-189.

Fièvre pernicieuse. — Arachnitis intense et générale ;
substance grise d'une couleur beaucoup plus foncée qu'à
l'ordinaire ; substance blanche, cérébrale, parsemée dans
toute son étendue de points rouges extrêmement rappro-
chés. Engorgement des vaisseaux qui rampent sur les
circonvolutions (Bailly). 191.

Fièvre comateuse. — Engorgement général de tous les
vaisseaux qui rampent sur les circonvolutions du cerveau ; ce dernier, encore recouvert par la dure-mère,
présentait un mouvement de fluctuation qui aurait pu
faire croire à la présence d'un liquide dans son intérieur.
Cependant il ne se trouva qu'un peu de sérosité dans les
ventricules. La substance du cerveau était de couleur
naturelle (Bailly). 192-193.

Fièvre pernicieuse. — Vaisseaux de l'arachnoïde exces-
sivement injectés, substance du cerveau offrant à la section
une infinité de points rouges ; substance corticale d'un rouge brun, point d'eau dans les ventricules ; même altération
du cervelet ; un peu d'eau à la base du crâne (Bailly). 195.

Fièvre p. algide. — Injection de l'arachnoïde ; engorgement des vaisseaux qui rampent sur les circonvolutions,
et de ceux qui composent le plexus choroïde (Bailly). 199.

Bernard-Auguste-Fer. Bonnet, *Traité des F. interm.* Par. 1835. 8.

Fièvre pernicieuse algide. — Encéphale injecté, méninges enflammées (Maillot). 787.

Fièvre pernicieuse comateuse. — Intérieur de la tête imprégné de beaucoup de sérosité limpide (Charles Lepois, en 1618). Autre obs. de C. L., beaucoup de sérosité. 794.

Fièvres carotiques. — Infiltration sous-arachnoïdienne ou épanchement séreux dans le crâne ou dans les ventricules cérébraux (Sonrier et Jacquot).

Dans la nuance apoplectique, les méninges sont injectées, couleur lie de vin ; la pie-mère contient du sang noir extravasé et coagulé ; la substance cérébrale est injectée. On trouve un ou plusieurs foyers hémorrhagiques dans l'encéphale, ordinairement au voisinage de la scissure de Sylvius ; peu de sérosité dans les ventricules ou à la base du crâne (S. et J.). 797.

La nuance hémorrhagique présente une infiltration ou un épanchement de sérosité sanguinolente dans les méninges ou le cerveau (S. et J.). 796-797.

Un malade atteint depuis six mois d'aliénation mentale eut des accès apoplectiques sous le type quarte. On trouva la pie-mère rougeâtre, adhérente au lobe antérieur gauche, les vaisseaux cérébraux injectés, un ramollissement de la voûte à trois piliers, des couches optiques et des tubercules quadrijumeaux (Gillette en 1843). 797.

Fausses membranes sur les tubercules quadrijumeaux ou sur d'autres points de la périphérie du cerveau. 797.

F. p. paralytique. — Veines cérébrales gorgées de sang, pie-mère et cerveau pénétrés de sérosité ; substance cérébrale assez ferme (Robouam). 799.

Vaisseaux de la pie-mère très engorgés. Sous l'arachnoïde, sérum épais ; le cerveau et la moelle allongée présentaient du ramollissement (Folchi). 799-800.

F. p. avec stupeur. — Épanchement séreux dans l'arachnoïde, avec concrétion d'une matière comme albumineuse sur les lobes postérieurs du cerveau (Folchi). 800.

F. p. délirante (phrénétique) (Folchi), maniaque (Emile Bonetti de Chignolo). — On a trouvé presque toujours les méninges injectées, l'arachnoïde opaque, des flocons de matière concrescible à la face supérieure ou inférieure du cerveau, de la sérosité dans les ventricules, de l'injection, et comme une tuméfaction de la substance cérébrale. Il y avait, en outre, de la sérosité dans le péricarde. 801.

Fièvre rémittente. — On a trouvé quelquefois les vaisseaux du cerveau injectés, la pie-mère rouge. 740. Elie Gintrac, *Path.* Paris, 1853. t. III.

La plupart des lésions qui viennent d'être énumérées peuvent être l'occasion du développement de la folie à la suite de la fièvre intermittente.

J'ouvre une parenthèse pour dire, avec Benjamin Ball (cité par le Dʳ Emile Vallin dans *Mal. inf.* par Griesinger, 82, note 1), que la théorie de la *mélanémie* envisagée comme cause efficiente des phénomènes les plus graves [et partant de l'aliénation symptôme ou suite] des fièvres intermittentes pernicieuses est universellement abandonnée en Allemagne.

4° La *prédisposition définie*. Un individu prédisposé à la folie est atteint de fièvre intermittente : cette dernière maladie est l'occasion du développement de la folie. J. Christian (p. 30) a observé qu'un individu devenu fou à la suite d'une fièvre intermittente avait eu un accès de manie trois ans auparavant. Sebastian, Jean-Paul Tessier fils ont développé cet argument.

5° Les *causes morales*. Des individus atteints de fièvre intermittente prolongée sont en proie à l'ambition, à l'amour, à la jalousie, aux chagrins, aux revers de fortune : ils peuvent facilement être frappés de folie.

6° L'habitude des excès alcooliques.

7° Le *traitement*. Je rappelle l'abus des saignées, des vomitifs, des purgatifs. Je vais plus loin : je me demande si le sulfate de quinine lui-même, donné à trop fortes doses, ne peut pas déterminer le développement de l'aliénation.

Le sulfate de quinine, administré à forte dose dans la fièvre intermittente, ne peut-il pas quelquefois produire lui-même l'aliénation ? Interrogeons les auteurs.

Il faut d'abord lire Hahnemann (*Mat. méd. pure*, III. 413, 15, nᵒˢ 403, 27, et p. 455, 56, nᵒˢ 697-716.)

« Le quinquina, chez quelques individus, produit un trouble dans les idées..... Je n'ai jamais vu un seul individu qui eût perdu *pour toujours* la raison, par l'effet du quinquina. » Jacques-André Giacomini, *Mat. méd. et Thér.*, 362, 363. Je n'ai pas cru devoir omettre cette remarque : quand le thérapeutiste italien dit *pour toujours* c'est sans doute parce qu'il a vu ou lu le cas d'individus qui ont perdu *momentanément* la raison par l'effet du quinquina ou du sulfate de quinine.

« Nous avons vu, à l'hôpital de Tours, dit Armand Trousseau, une jeune religieuse rester folle pendant un jour pour avoir pris une fois cent-vingt-cinq centigrammes (vingt-quatre grains) de sulfate de quinine. *Thér.* par A. Trousseau et H. Pidoux. 3ᵉ éd. 1847. II. 301 : *Table g. d. Ann. méd.-psych.* Paris, 1868, p. 91, 184 : Trousseau a encore fait connaître l'histoire d'un militaire qui en prit de la même manière trois grammes, qui eut les mêmes accidents, et qui guérit aussi très promptement. (Duboué, *Imp.*, 400).

« Il faut l'administrer [le sulfate de quinine] à faible dose [trente à cinquante centigrammes dans les vingt-quatre heures], car j'ai souvent vu des dérangements de l'esprit être la suite de prises de quinine et de beaucoup d'autres médicaments employés à trop fortes doses. » J.-E. Cornay, D. M. à Rochefort, *Journ. des conn. méd. chir.* t. XIX, décembre 1843, p. 235.

« M. Macario [1849] a observé un cas de stupeur [stupidité] chez une petite fille de trois ans, à qui, pour la guérir d'une fièvre intermittente, on avait donné en deux fois quatre décigrammes de sel quinique. Mais la lecture de l'observation semble indiquer que cette stupeur était due à la fièvre intermittente elle-même. » J. Christian, 21-22.

Chininum sulfuricum produit, chez l'homme sain, « forte exaltation et espèce de démence. » *N. Man. de Méd. hom.* par G.-H.-G. Jahr. 8° éd. 1872. I. 230.

Cinchona détermine « troubles dans les idées, délire, hallucinations. » A. Espanet, *Mat. méd.* Paris, 1861, p. 641.

Les « fièvres pernicieuses [sont] très fréquentes à Corte. Stanislas Duplan les croit dues à une inflammation suraiguë des organes digestifs et encéphaliques. » Tantôt méningite, tantôt gastro-céphalite. « Il n'y a presque jamais intermittence complète, mais bien rémittence. Duplan rejette, en conséquence, le quinquina.

« Le sulfate de quinine causait du délire... Exemple d'un officier qui, après avoir eu plusieurs récidives de fièvres intermittentes combattues par les émollients, prit, pour empêcher le retour des accès, quatre grains de sulfate de quinine ; bientôt, délire religieux, langue rouge déviée, vomissements, diarrhée. Les antiphlogistiques amenèrent la guérison. Mais, la fièvre ayant reparu, on s'obstina à donner le sulfate de quinine. Le malade fut pris de *démence* et mourut. » *Table an. des vingt premiers volumes (1ʳᵉ sér.) du journal de Médecine et de chirurgie pratiques*, par Lucas Championnière. Paris, Crapelet, 1850. 8. p. 234.

En ce moment, je ne considère le sulfate de quinine que comme pouvant produire l'aliénation : je m'abstiens de considérer ce médicament comme susceptible d'amener le délire.

Cela veut-il dire qu'il faille renoncer aux fortes doses de sulfate de quinine ?

Non, certainement non, en présence d'un cas de fièvre intermittente pernicieuse.

Non, en face de la variété grave de la forme commune de la fièvre intermittente.

Mais, dans la forme bénigne de la fièvre intermittente, et même dans la variété légère de la forme commune, on pourrait essayer les petites doses (cfr. A. Espanet), qui quelquefois suffisent, et ne passer aux fortes doses que lorsque les petites auraient échoué : toutefois il faut avoir soin de ne pas insister sur les petites doses quand elles sont impuissantes, car cela décrédite l'homœopathie.

Quand le sulfate de quinine donné à forte dose, et selon les règles, n'enlève pas la fièvre intermittente, ne point insister, comme on le fait généralement dans la pratique ordinaire, sur une substance aussi active, mais recourir à la médication hahnemannienne (Cfr. Pierre Jousset,

Méd. prat. 1868. I. 255-260), à l'hydrothérapie quand elle n'est pas contre-indiquée, prescrire le changement d'air. et lorsque la saison le permet, conseiller une cure aux eaux minérales. Ces derniers mots me rappellent un fait que j'ai entendu raconter dans mon enfance. Mon grand-père maternel Jean–Pierre–Maurice Gondois, notaire à Cavaillon (pays fiévreux : une rivière, la Durance, un torrent, le Coulon ou Calavon ; l'un et l'autre coulant en liberté, de nombreux canaux d'arrosage), était depuis six mois en proie à la fièvre intermittente : l'écorce du Pérou, d'autres médicaments avaient été en vain administrés : une cure aux eaux de Vacqueyras enleva les accès, dissipa l'ictéricie et rendit la santé. Les eaux de Vals, et spécialement la Dominique, nous sont, dans le Midi, fort utiles contre la fièvre intermittente rebelle.

Prévalon, par Grambois (Vaucluse), 11 juillet 1882.

ADDITIONS

—

Page 1 ligne 18. Le passage suivant tiré d'Hippocrate
(*Des Airs, des Eaux et des Lieux,* § 7, trad. par Charles-
Victor Daremberg. Paris, Labé, 1855. 8. p. 349-350) me
paraît se rapporter à mon sujet. Quelques-unes des suites
de la fièvre intermittente y sont mentionnées. « Toutes
les eaux de marais, de réservoirs [artificiels] et d'étangs
sont ordinairement chaudes en été, épaisses et de mauvaise odeur. Comme elles ne sont point courantes, mais
qu'elles sont sans cesse alimentées par de nouvelles
pluies et échauffées par le soleil, elles sont nécessairement louches, malsaines et propres à augmenter la bile.
En hiver, au contraire, elles sont glacées, froides et
troublées par la neige et par la glace ; en sorte qu'elles
favorisent entièrement la pituite et les enrouements. Il
en résulte nécessairement que ceux qui font usage de ces
eaux ont toujours la rate volumineuse et obstruée ; le
ventre resserré, émacié et chaud ; les épaules, les clavi-
cules et la face également émaciées ; car les chairs se
fondent pour aller grossir la rate, et c'est ce qui fait mai-
grir ; qu'ils mangent beaucoup et sont toujours altérés ;
qu'ils ont les cavités [abdominales] inférieures et supé-
rieures très sèches, en sorte qu'il leur faut des remèdes
évacuants ?] énergiques. Cette dernière maladie leur est
familière en été aussi bien qu'en hiver. En outre, il survient fréquemment des hydropisies qui sont très mortelles ; car il règne en été beaucoup de dyssenteries, de diar-

rhées et de *fièvres quartes* très longues ; ces maladies,
traînant en longueur, font tomber des sujets ainsi cons-
titués en hydropisie et les font mourir. Telles sont les
maladies qui viennent en été ; en hiver, ce sont, chez les
jeunes gens, les pneumonies, les affections accompagnées
de *manie*, chez les individus plus âgés, les *causus* [variété
des *fièvres rémittentes* et continues], à cause de la sé-
cheresse du ventre, chez les femmes, les œdèmes et les
leucophlegmasies ; elles conçoivent difficilement et accou-
chent laborieusement. Les enfants qu'elles mettent au
monde, d'abord gros et boursoufflés, s'étiolent et devien-
nent chétifs pendant qu'on les allaite. La purgation qui
suit les couches ne se fait point d'une manière avanta-
geuse. Dans l'enfance, ce sont surtout les tumeurs scro-
tales qui sont très communes ; dans l'âge viril, ce sont
les varices et les ulcérations aux jambes. Avec une telle
constitution, les hommes ne sauraient vivre longtemps ;
aussi sont-ils vieux avant le temps prescrit. Il arrive
encore que les femmes paraissent enceintes, et quand le
terme de l'accouchement est arrivé, le volume du ventre
disparaît ; cela vient de ce qu'il se forme une hydropisie
dans la matrice. »

Les deux passages suivants, dont l'un est dû à Hippocrate lui-même et le second tiré de la *Collection hip-
pocratique* me paraissent encore plus explicites que le
précédent.

« Dans les causus et dans les autres fièvres..., ceux qui
ont une pesanteur générale de la tête avec de la cardialgie et des nausées, vomissent des matières bilieuses et
pituiteuses ; accidents..... qui se voient chez les personnes âgées et celles en qui la chaleur innée commence à
faire défaut, et qui provoquent des paralysies, ou des *ma-*

nies et des cécités.» Hippocrate, *Epidémies*, I⁰ʳ livre, section seconde, constitution seconde, trad. Littré. t. V., p. 637-633.

« Le délire *maniaque* résout des fièvres aiguës, pleines de troubles, chez une personne non bilieuse, cardialgique.» *Prénotions Coaques*, sixième section, paragraphe 31, sentence 539, trad. Littré, t. V, p. 707-709. Trad. Daremberg. Paris, Lefèvre, Charpentier, 1843. *Prénotions de Cos*, c. 28, sent. 550, p. 159.

Page 2, après la ligne 20ᵉ, Avenzoar (+ 1162) rapporte l'observation d'une mélancolie produite par l'usage d'eaux corrompues (*Hist. d. l. M.* par K. Sprengel, II., 333) ; ce cas ne se rapporterait-il point à l'aliénation symptomatique de la fièvre intermittente?

Page 3, après la ligne 5ᵉ: En 1574, Pierre de Foreest observait la mélancolie à la suite d'une fièvre quarte : le prince qui offrait cette affection avait été précédemment en proie à des fatigues, à des inquiétudes et à des chagrins. Jean Samuel Carl, *Historia medica*, t. II., p. 217.

« Un marchand, de la ville de Liège, victime de la malignité d'un rival, avait été mis en prison à Namur. Rendu à la liberté et revenu chez lui, ce Liégeois s'y livra au chagrin, se plongeant tout entier, comme il le disait, dans ce bain diabolique. Peu de jours après, ce malheureux fut saisi d'une fièvre aiguë, mais sans délire. Guéri de cette fièvre, il tomba en démence, puis dans un état de fureur qui obligea de le lier. Il agitait quelquefois avec tant de violence l'espèce de carcan dans lequel ses mains étaient prises qu'on eût dit qu'il allait le briser. Ayant saisi avec les dents le collier de sa femme, il le réduisit en poudre. Les mélanagogues qu'on lui fit prendre longtemps, le matin, comme altérants, et les calmants qui lui procurèrent plusieurs nuits de sommeil, semblèrent l'avoir remis dans son bon sens. Il s'habilla, se promena dans sa maison, alla au jardin, se mit à table, reçut des lettres de commerce, les lut, y répondit sensément ; enfin il paraissait tout à fait rendu à lui-même, lorsqu'au vingtième mois depuis son emprisonnement,il tomba dans l'enfance; il avait alors quarante ans. Bientôt les trois derniers doigts de sa main gauche se courbèrent en forme de croissant, de telle sorte qu'il fut impossible de les étendre. Henricus–ab–Heers [ou Henri van Heer] fit pratiquer des frictions avec une huile de nature chaude et humectante, le long de la colonne vertébrale ; l'usage des trois doigts revint, mais bientôt tous ceux de la même main se courbèrent et se raidirent comme il arrive aux cataleptiques sans qu'il fût possible de les redresser. Peu à peu la raideur s'étendit à l'autre bras, et aux deux cuisses ; le malade perdit la voix et resta étendu sans mouvement. A force de liniments, de fomentations, de gargarismes, sa langue reprit du mouvement, mais pendant deux ans, qu'il vécut encore, il ne put articuler de manière à se faire entendre même de sa femme, et ne prit d'autre nourriture que celle que lui portait une main étrangère. Pendant tout ce temps les muscles des intestins conservèrent leur action, en sorte qu'il fut rarement besoin d'employer les lavements ou les suppositoires.Le malade eut aussi constamment la respiration libre et le pouls excellent. Enfin il mourut quatre ans après l'événement qui avait amené cette triste maladie.

« Henricus-ab-Heers ouvrit le cadavre en présence de Charles Oger et d'un habile anatomiste. Le cerveau était comme desséché et si dur que la portion corticale était friable sous le doigt. Il était teint d'une couleur jaune-citron qui s'étendait partout à près d'un demi-pouce de profondeur. A sa base et aux environs des ventricules, il était plus mou et plus humide, mais sa couleur n'était pas entièrement naturelle. Le plexus choroïde était déprimé, les nerfs à leur origine étaient plus durs et plus resserrés qu'ils n'ont coutume de l'être. Les cavités de la poitrine et du bas-ventre n'offraient rien de remarquable. » *Observationum medicarum oppido rararum in Spa et Leodii animadversarum liber unicus.* Obs. 3. Lugduni Batavorum, apud Adrianum Wyngaerden et Franciscum Moiardum, 1645, 12, p. 43–45. La première édition avait paru en 1631. Trad. par Cl. C. dans *Bibl. méd.* 1808. XX, 56–58.

Page 5 après la ligne 12. « L'an 1652, l'Aquitaine fut ravagée par une maladie contagieuse qui fut plus meurtrière que ne l'aurait été le fer. Mon ami le Dr Thomas de Riolet, médecin saintongeois très savant, fut appelé, dit Pierre Borel. En combattant cette épidémie, Thomas de Riolet comprit qu'il s'agissait de synoques putrides et de causus, de fièvres tierces continues, de fièvres doubles tierces impures [illégitimes, fausses] qui dégénéraient ensuite en causus. Toutes ces fièvres s'accompagnaient de frissons, d'intermittence, de pétéchies et d'exanthèmes qui apparaissaient dès les premiers jours ; spécialement à la face et aux hypochondres (p. 307).

. . . .

» Mais, dans cette grande variété de malades, il y en eut un qui excita l'étonnement général. Quoique guéri, et pendant une promenade par la ville, cet individu fut pris subitement de délire, et sa mémoire étant intacte, il dévoilait tout, même les secrets domestiques et honteux, et avec des éclats de rire, les rendait publics. Pendant ce temps il ne dormait point, la face était rouge ; c'était pendant l'été, et le soleil répandait toutes ses ardeurs. Les humeurs de ce maniaque étaient calmées par la nuit, par les remèdes froids. Quand, transformé en acteur par le fait de la maladie, il eut pendant dix jours joué une telle comédie, et qu'aucun remède n'eût agi, le médecin, usant de violence, eut soin de lui appliquer sur les sutures du crâne des ventouses avec beaucoup de flamme, lui fit des saignées, lui appliqua sur la tête des topiques et lui fit prendre des bains d'eau douce. Ces moyens, surtout le dernier, rétablirent la santé. Au bout d'un mois, la maladie récidiva et la mort s'ensuivit. Je croirais que les méninges avaient été d'abord enflammées, et ensuite atteintes de gangrène. Ainsi, autrefois les Abdéritains avaient été frappés de folie parce qu'ils avaient, sous une trop grande chaleur, entendu une tragédie. » Petri Borelli, Medici Regii Castrensis, *Historiarum et Observationum Medico physicarum Centuriæ IV.* Francofurti et Lipsiae, apud Laur. Sigism. Cörnerum, 1676, 8. Cent. IV. Obs. 42, p. 307-309.

Pierre Borel a publié ses *histoires*, à Castres, en 1653. Thomas Sydenham a observé la manie à la suite des fièvres intermittentes des années 1661, 62, 63, 64. Donc Fernel, Perdulcis, de Riolet, Borel ont réellement précédé le médecin anglais dans l'observation ou la relation de l'aliénation consécutive à la fièvre intermittente. Si Fernel, de Riolet et Borel n'ont fait qu'observer ou relater ce cas pathologique, Perdulcis l'a signalé en invoquant l'autorité de Galien. Ces lignes me sont dictées non par le chauvinisme, mais par l'histoire.

Page 5, après la ligne 5e. Une dame ayant eu, dans l'année 1680, quelques accès de fièvre, fut prise d'une aliénation caractérisée par l'altération de la mémoire ; cette malade ne pouvait imposer aux objets leurs noms, ce dont elle s'aperçut elle-même ; ainsi elle appelait viande le pain. Jean-Jacques Wepfer, *Observationes medico-practicœ de Affectibus capitis internis et externis*. Zurich, Heidegger, 1745, 4, obs. 67 p. 214, 215, 216, 218, 219. La première édition avait été publiée en 1727.

Suivant George-Wolfgang Wedel, la fièvre ardente est suivie tantôt de la mélancolie, ce qu'il a lui-même observé sur une femme de la campagne, tantôt de la manie. (*Pathologia medico-dogmatica*. Jenœ, sumptibus Johannis Bielkii, typis Krebsianis, 1692, 4, p. 601). Or, la fièvre ardente étant pour les auteurs le causus, et le causus étant rapporté à la fièvre bilieuse, rémittente ou non, des pays chauds (Maximilien Paul-Emile Littré. Trad. d'Hipp. II. 380), je me crois en droit de reproduire dans cet opuscule la remarque et l'observation de Wedel.

Bernardin Ramazzini, décrivant la constitution des années 1692, 1693, 1694, signale dans le cours de la fièvre intermittente la stupidité et à la suite de cette même fièvre la stupidité, l'oubli des choses passées. *Diss. tres de Constitutionibus annorum* 1690, 1691, 1692, 1693, 1694, *in Mutinensi civitate et illius ditione*. Diss. tertia, § 17 et 24, dans le t. I des œuvres de Sydenham. Genève, G. de Tournes et fils, 1723, 4. p. 255, 259. An.: Haller, *Bibl. M. p.* III. 485 ; Cornelius Pruys van der Hoeven, *Hist. Morb.* 153 ; Mongellaz, II, 205-206.

Jean-Marie Lancisi note que l'épidémie de fièvre intermittente qui sévit en 1695 était marquée par une certaine aliénation. *De noxiis paludum effluviis*. Coloniæ Allobrogum, sumpt. Cramer et Perachon, 1718, 4. 1re épidémie, c. 5, p. 150. An. : Haller, *B. M. p.* III, 510 ; Hoeven, *Hist. Morb.*, 157.

P. 17, ligne 8. L'anphimérine de Hongrie étant rapportée par Sauvages à la fièvre rémittente (*Nos.* I, 327), par Cullen à une variété de fièvre tierce (*App.*, 149), je crois devoir rattacher à mon sujet le passage qui est à la page 463 du tome Ier de la *Nosologie* du professeur de Montpellier (éd. in-4°) et rappelle la pratique de Sydenham.

Voici d'ailleurs ce passage : « *Phrenitis inanitorum* de Meyserey, [1754]. *Maladies des armées*, t, II, art. 249. *Phrénésie causée par l'inanition*. A. Il survient souvent, à la suite de la fièvre de Hongrie et d'autres maladies aiguës, un délire phrénétique à ceux qui sont épuisés par une longue diète et par des évacuations trop copieuses ; leur pouls est mou et faible, leur chaleur naturelle, leur langue nette ; point de mauvais goût à la bouche, point d'odeur extraordinaire dans leurs excréments. — Cette espèce de phrénésie étant l'effet de l'inanition, on doit s'abstenir des saignées, des purgatifs, et même des lavements ; il faut au contraire rétablir les forces avec des crêmes de riz, d'orge, avec des soupes assaisonnées de sel et de noix muscade, comme on fait dans l'état de santé ; l'usage modéré du vin ou de la bière est très utile ; lorsque la convalescence est bien affermie, on purge le malade avec un purgatif doux ; les forces et la raison se rétablissent insensiblement par ces secours, comme l'observe Sydenham. Cette affection est plutôt une espèce d'aliénation d'esprit (paraphrosyne) que de phrénésie proprement dite ; le peuple attribue la phrénésie au vide du cerveau, et prétend en conséquence qu'il faut donner de la nourriture au malade. Sauvages, *Nos.* trad. par Gouvion. III. 336-37 : conf. II. 552. cpr. Frank, *Path.* III. 209 (Cox cité).

5.

Page 19, après la ligne 14°. « Un noble, âgé de cinquante ans, dont la table était somptueuse, fut pris de fièvre intermittente accompagnée de vomissement ; il se plaignit bientôt d'un feu ardent dans l'estomac ; il devint *mélancolique, inquiet, et ne pouvait se livrer au sommeil.* Pendant ce temps, survint une éruption miliaire, avec une vive démangeaison à la peau, et la fièvre cessa. Le malade s'étant exposé au froid, l'éruption disparut, et la fièvre revint accompagnée de céphalalgie, de vomissement, puis d'une cardialgie si forte que le malade ne pouvait se coucher sur le côté gauche sans éprouver de la douleur. Enfin, le vomissement amena du sang ; il survint du délire et des sueurs froides qui précédèrent immédiatement sa mort.

L'autopsie fit voir une rate à demi putréfiée ; l'estomac tuméfié, enflammé, et présentant près du pylore une tumeur de la grosseur d'une orange, et de nature carcinomateuse, qui pesait cinq onces ; les intestins contenaient, de même que l'estomac, du sang noir et altéré.» Joseph Lieutaud, en 1767, dans Mongellaz, *Irrit. interne,* 2° é. 1839. II. 250. obs. n° 506. Encore un médecin français.

Cette observation me donne l'occasion de faire la remarque suivante. Joseph Frank dit que le développement du cancer d'estomac « se trouve déterminé par les fièvres intermittentes, celles de longue durée surtout, qui ont été négligées ou traitées à tort par le quinquina, ou bien, le quinquina étant donné en temps opportun, mais non continué assez longtemps, ou administré sans les précautions ordinaires.» (*Path.* V. 550, note 9).

Le cancer d'estomac peut quelquefois dans le principe se présenter sous l'aspect d'une fièvre intermittente. Si le praticien, méconnaissant la lésion organique du ventricu-

le, prodigue le quinquina, on conçoit combien un médicament aussi actif, administré à forte dose, pourra nuire
au malade.

James Johnson, donnant la description de la fièvre intermittente ou rémittente endémique dans les plaines du
Bengale, met en lumière la *démence* qui se développait
chez les sujets jeunes et forts (t. II. p. 206 des *Irrit. interm.* par P. J. Mongellaz qui avait déjà mentionné (p.
205-206) la *stupidité*, — de *véritables aliénations mentales*, observées par Ramazzini (p. 64 de cet opuscule).
J'ajoute que dans le troisième livre des *Epidémies* (trad.
Daremberg, p. 436, 437, 438, 439 440, 441, 448, 450, 452,
464, 456). Hippocrate avait signalé des hallucinations et
(p. 444) la perte de la mémoire (comparez J. Frank *Path.*
III. 128, note 51, A.-J. Landré-Beauvais *Séméiotique.*
1813. p. 294 § I09, et Duboué, *Impal.* 178, 345, 57,)
(Torti cité) se développant dans le cours du causus.

Page 21, après la ligne 6ᵉ : Léopold-Marc-Antoine Caldani range les fièvres aiguës parmi les causes de la manie. L.-M.-A. Caldanii *Institutiones Physiologicæ et Pa-
thologicæ. Edidit, præfatus est, indicemque addidit*
Eduardus Sandifort. Lugduni Batavorum, apud S. et J.
Luchtmans, 1784, 8., t. II., p. 658 § 375.

Page 22, après la ligne 12ᵃ. Joseph Eyerel a mentionné
la *manie* consécutive à la fièvre intermittente qui a duré
fort longtemps, et surtout à la fièvre quarte, indiqué les
causes et formulé le traitement de cette variété d'aliénation, en se conformant toujours à la doctrine de Sydenham. *Commentaria in Maximiliani Stollii Aphorismos.
De cognoscendis et curandis Febribus* : avec cette épigra-
phe : *Morbis quoque quasdam leges natura posuit.* Plin.
Hist. nat. l. VII. [c. 50 sect. 51 § 170, ed. J. Sillig. Vol.II.,

p. 53]. t. III. Vindobonæ, typis Christiani Friderici Wappler, 1790. 8. p. 376.

Page 24, après la ligne 2ᵉ. « Un jeune homme de dix-huit ans, domestique dans une métairie, à la suite d'une fièvre tierce dégénérée et compliquée d'accidents graves, tombe dans une adynamie musculaire extraordinaire, une imbécillité complète, un idiotisme parfait. Son corps est maigre, sa face livide, ses gencives et ses lèvres décolorées, ses yeux fixes. Il reste couché sur le côté, dormant beaucoup, ne proférant aucune parole, n'exprimant aucun besoin, mangeant avidement ce qu'on lui offre, et évacuant dans son lit sans paraître y faire attention. Buquet a recours au galvanisme pour tout remède. Le médecin de Laval emploie une pile de soixante paires, et place un des conducteurs à la nuque, et l'autre au vertex. En sept ou huit séances de huit à dix minutes chacune, et répétées à des jours différents, il parvient à déterminer chez ce malade, d'abord des contractions musculaires et des douleurs toujours croissantes, puis des mouvements convulsifs, des plaintes, des cris, des prières ; peu à peu l'énergie vitale du malade augmente sensiblement ; bientôt il se lève, témoigne le désir de manger ; au bout de quatorze jours, ses fonctions intellectuelles sont rétablies, et sa santé dans un état satisfaisant. Environ un mois après, une fièvre tierce se déclare, avec empâtement dans le ventre. Des moyens appropriés font disparaître cette maladie, et amènent le malade à une guérison complète. » Buquet, médecin à Laval, *Bibl. méd.* 1805. X. 240-241.

Page 26, ligne 6. « A propos de la participation morbide du cerveau dans les fièvres intermittentes, je rappelai à mon souvenir les observations de Sydenham sur la manie, et celles de plusieurs autres médecins sur les affections nerveuses graves qui se développent à la suite de ces mêmes fièvres intermittentes. » Joseph Frank, *Path.* II. 519, note 28, au chapitre de l'encéphalite.

François-Joseph-Victor Broussais, exposant la doctrine de Boerhaave, note que le médecin hollandais « parle d'une manie qui survient en automne à la suite des fièvres intermittentes, et qui doit être traitée par des fortifiants. ». *Examen des doctrines médicales et des systèmes de Nosologie, précédé de propositions renfermant la substance de la médecine physiologique*, t. Iᵉʳ. Paris, Mlle Delaunay, novembre 1829. 8, t. Iᵉʳ, p. 431–432.

Page 26, après la ligne 15ᵉ. Jean-Baptiste Friedreich (*Systematische Literatur der arztlichen und gerichtlichen Psychologie*. Berlin, Verlag von Theod. Christ. Friedr. Enslin, 1833, 8. p. 171 nᵒˢ 1543, 1542, 1544, 1546) cite William Pargeter (1792), Vincent Chiarugi (1793-1794), Baldinger et Rudolphi (1825).

Page 30, après la ligne 26ᵉ. Quant au traitement de l'aliénation consécutive à la fièvre intermittente, le lecteur pourra parcourir la liste des médicaments énumérés dans la septième division de l'*Essai d'une Thérapie* [lisez *Thérapeutique*] *homœopathique des fièvres intermittentes* publié par Clément-Marie-François baron de Boenninghausen, traduit de l'allemand par C. de Bachmeteff et C. Toussaint Rapou. Lyon, Bohaire, 1833, 8. p. 102-104 : cpr. Ludovic de Parseval, *Obs. pr. de S. Hahnemann et classific. de ses rech. sur les propr. caractéristiques des Médicaments*. Paris, J.-B. Baillière et fils, 1857, 8. p. 257-265, 375.

Page 31, après la ligne 34ᵉ. « Michel, auvergnat, âgé de vingt-huit ans, pionnier, résidant depuis un an dans le pays d'Etangs [dans la Bresse (la Dombes)], d'une constitution lymphatique, est atteint, dans le mois de novembre 1824, d'une fièvre intermittente avec complication gastro-muqueuse. Le malade se traite lui-même avec des boissons amères et deux purgatifs qui, en produisant des évacuations abondantes, augmentèrent la force des accès et la faiblesse générale.

« Il entre à l'hôpital le premier janvier 1825, trois semaines après l'invasion de la fièvre et dans l'état suivant : Face pâle, terreuse et bouffie ; yeux éteints, céphalalgie sourde habituelle, langue pâle, point de soif, ventre tuméfié sans fluctuation, rate très volumineuse, nulle sensibilité à l'épigastre, pouls naturel. A dix heures du matin, léger frisson d'une heure, bouche sèche, un peu de soif, puis chaleur modérée, pouls un peu plus fréquent et plus élevé que dans l'état naturel, toux sèche ; moiteur vers le soir, nuit tranquille, appétit ; faiblesse extrême ; les selles sont liquides et rendues sans douleur de ventre deux ou trois fois dans les vingt-quatre heures.

« Tous ces symptômes sont ceux que j'ai signalés comme caractérisant la fièvre intermittente muqueuse chronique. Le fébrifuge étant indiqué, je fis administrer le lendemain, de quatre à dix heures, de l'apyrexie, douze grains de sulfate de quinine en deux doses, le troisième jour huit grains, et six grains jusqu'au sixième jour. La fièvre diminua progressivement et ne parut plus le septième jour. Le malade ne cesse de demander des aliments ; il mange la demi-portion ; ses forces reviennent un peu.

« Cependant, la figure reste pâle et bouffie, le ventre et la rate tuméfiés, les jambes œdémateuses ; le soir, des frissons parcourent le dos. Le seizième jour, l'appétit se perd, la bouche devient mauvaise, et le soir il survient un accès avec de la stupeur. Dix-septième jour, un grain d'émétique n'opère que par les selles. Le soir l'accès est plus fort.

« Le dix-huitième jour, à la même heure, refroidissement, avec une sorte d'imbécillité, bégaiement, mots sans suite, figure altérée, langue pâle, pouls mou et un peu accéléré. Le malade ne se plaint de rien, il s'enveloppe dans ses couvertures, refuse tout ce qu'on lui présente et reste immobile toute la nuit; chaleur naturelle, point de sueur.

« Le dix-neuvième jour, au matin, l'intelligence est moins affaissée, le pouls naturel (quinze grains de sulfate de quinine en trois doses, bouillons). Le soir l'accès reparaît d'une manière plus marquée: absence totale d'idées, quelques mouvements automatiques, prostration, aspect de l'idiotisme [(vésicatoire à la nuque), et, au déclin de l'accès, demi-once de poudre de quinquina et huit grains de sulfate de quinine en quatre prises].

« Le vingtième jour, l'accès devance, mais l'imbécillité et les mouvements automatiques ne durent que deux heures. La langue est sèche, râpeuse, d'un brun clair, ce que j'attribue au quinquina (demi-once de poudre de cette écorce).

« Le vingt-et-unième jour, sueur pour la première fois, retour complet des fonctions cérébrales, appétit énergique. Je continue à faire prendre la poudre de quinquina, à la dose de deux gros par jour jusqu'au vingt-cinquième jour. A cette époque le ventre et les jambes sont détuméfiés, la rate n'est plus perceptible au toucher ; la maigreur succède à la bouffissure sans qu'il y ait eu d'évacuations remarquables. La guérison est complète.»

P. Frédéric Nepple, *Traité sur les Fièvres rémittentes et intermittentes, leurs symptômes et leur traitement.* Paris, Just Bouvier et E. Le Bouvier, 1835.8. p. 78-79, dix-huitième obs.

Jean-Antoine-François Ozanam (1773-1837), passant en revue les diverses épidémies de fièvre pernicieuse, signale dans le cours de quelques-unes d'entre elles les particularités suivantes : légères aberrations mentales (Jean-Godefroy de Hahn en 1737), la lésion des sens internes et externes (Marcus en 1761), de fréquentes aberrations mentales (Baronio en 1804), la subversion des facultés mentales, la perte de la mémoire, les terreurs imaginaires (J.-A.-F. Ozanam résumant les auteurs). *Hist. des M. Epid.* Lyon, 1835. 8. t. II. p. 66, 71, 77, 89.

Hubert Rodrigues *(De la Coction, des Crises et des Jours critiques*, Montpellier, V⁰ Ricard, née Grand, 1839, 8. p. 57) rapporte le cas « d'un homme atteint de fièvre intermittente, d'anasarque et de manie : Morgagni, l'auteur de cette observation, s'efforça de provoquer des évacuations intestinales, mais toujours en vain ; le flux s'arrêtait après l'effet des médicaments. Enfin, il se déclara un écoulement spontané de matières bilieuses, et la santé fut bientôt rétablie.» Ce fait ne pouvait échapper à l'attention de l'auteur d'un *Traité de la Paralysie générale des aliénés. (Journ. de conn. m. ch.* septembre 1838. X. 118-119.)

Aux quatorze médecins français que j'ai cités à la page 44°, il convient de joindre Thomas de Riolet, Pierre Borel, Lieutaud, Buquet, Landré-Beauvais, Nepple, J.-A.-F. Ozanam, H. Rodrigues, Mongellaz (et probablement aussi Meyserey), comme ayant, avant l'année 1843, parlé de l'aliénation suite ou compagne de la fièvre intermittente.

P. 36, après la ligne 32. Claude Lachaise a signalé l'article de Baillarger traitant de la folie à la suite de la fièvre intermittente. *Les Médecins de Paris.* 1845, p. 66.

P. 40, après la ligne 14. « La folie consécutive à la

fièvre intermittente s'exprime généralement sous la forme
de la mélancolie, chez les personnes prédisposées soit accidentellement, soit héréditairement, passe facilement à
la chronicité ou ne guérit presque jamais. » Berthier.

P. 44, ligne 3. « Nous n'avons pas vu de faits assez
convaincants pour admettre, avec Griesinger, l'influence
de l'intoxication palustre sur le développement des maladies mentales ; une grande faiblesse intellectuelle se joint
le plus souvent aux symptômes de cachexie physique, et
l'on connaît la torpeur proverbiale des habitants des con-
trées à fièvres.

» Quant à des formes bien déterminées, et surtout per-
sistantes de la folie, nous n'en avons pas vu à la suite de
semblables conditions. » Léon Colin, *Traité des Fièvres
intermittentes.* Paris, J.-B. Baillière et fils, 1870, 8.
p. 309.

Ayant dit qu'il a eu l'occasion d'observer le délire
dans la fièvre intermittente, Pierre-Henri Duboué ajoute :
« La folie, sous ses différents aspects, n'étant autre chose
qu'un délire chronique, il ne serait pas impossible d'observer certains cas de folie (manie, monomanie, etc.) dus
à une origine palustre. Car, presque tous les symptômes
d'impaludisme peuvent revêtir la forme chronique, et je
ne vois pas pourquoi le délire ferait exception. Mais je ne
puis émettre que des conjectures à cet égard ; c'est aux
médecins aliénistes qu'il appartient de vérifier cette question importante, par la recherche de faits positifs. » *De
l'Impaludisme.* 2ᵉ éd., Paris, Alexandre Coccoz, 1881. 8.
p. 198.

Après ces paroles de Léon Colin et de Duboué, je dirai
avec Borsieri : « Nous ne formons plus qu'un désir, c'est
que le soin et le travail que nous avons dépensé à rassem-

bler tous ces matériaux, à les examiner, à les disposer, produise quelques fruits, abondants, s'il est possible, pour les élèves [et pour les médecins]. » *Instituts de Médecine pratique* traduits par Marie-Paul-Émile Chauffard. Paris, Victor Masson, 1856. 8, t. Ier, p. 624 § 517.

François-Sigismond Jaccoud a cité dans sa *Pathologie* (1877. II, 563) le cas observé en 1872 par E. Calmette.

P. 48, après la ligne 2. « Brach (*Expér*. I, 653) parle d'une jeune fille qui, sous l'influence d'une fièvre intermittente, eut un dérangement intellectuel.

Voici ce cas :

« Elisabeth Uehlener, domestique [à Neustadt, dans le cercle de Gummersbach, gouvernement de Cologne], âgée de vingt ans, robuste et bien portante, se sentit mal à l'aise et indisposée dans les derniers jours de février 1837 . Elle était abattue, paresseuse à se mouvoir; elle avait, par intervalle, du mal de tête, des frissons qui alternaient avec de la chaleur ; l'appétit était diminué. Cependant, elle pouvait encore s'acquitter de son service ; et comme la plupart des habitants, non plus, ne se sentaient pas parfaitement bien, on prit ces symptômes pour une légère attaque de grippe. Mais au bout de quelques jours, cette fille, surtout le soir, se sentit plus mal ; elle se plaignit alors de douleurs de tête, de pesanteur, de trouble dans l'esprit ; et elle se coucha de meilleure heure que d'habitude. Cependant, elle se leva le lendemain de bonne heure, et fit sa besogne comme auparavant. Mais un soir, en vaquant à ses occupations, elle fut saisie d'une syncope, dont elle ne revint qu'au bout d'un long intervalle de temps. C'est le lendemain de cet accident que je fus appelé, dit Brach. Elle ne se plaignait plus que de lassitude et d'une certaine douleur dans le front.

Au reste, elle assurait qu'elle pouvait très bien se lever et faire son service ; mais ses maîtres ne le lui permirent pas. Je trouvai le pouls à peu près régulier, la langue chargée d'un enduit jaunâtre, seulement à la racine ; la température de la peau n'était pas élevée ; il n'existait aucune congestion vers la tête ; elle parlait d'une manière tout à fait raisonnable ; l'urine et les évacuations alvines étaient régulières ; la poitrine était le siège d'une légère affection catarrhale. Je prescrivis une solution de sel ammoniac dans l'eau de fenouil, et un grand vésicatoire à la nuque. La malade s'étant rendue, le lendemain, au lieu de sa naissance, éloigné de plusieurs heures de marche, je cessai de la voir pendant quelques semaines. Au bout de ce temps, elle revint à son service et prétendit être rétablie sinon totalement, au moins en grande partie, et être en état de faire sa besogne. Pendant son absence, elle avait consulté un chirurgien de campagne, qui lui avait déclaré qu'il lui faudrait se faire saigner, si le trouble d'esprit et la pesanteur de tête, dont elle était toujours prise le soir, ne cessaient pas. Cependant, la saignée ne fut pas pratiquée, et la malade, comme il a été dit, reprit ses occupations. Après quelques jours de service, ses maîtres remarquèrent que le dérangement intellectuel qu'elle éprouvait chaque soir s'était beaucoup accru, et était devenu un accès d'aliénation. Ses traits subissaient, le soir, une modification particulière ; le front se plissait, le regard devenait triste, hagard, fixe, et témoignait à la fois d'une intelligence obtuse et d'une excitation morbide ; elle prenait de la mauvaise humeur, s'emportait sans motif, et donnait, dans cet état, des réponses déraisonnables. En même temps ses occupations étaient plutôt un jeu sans but qu'un travail raisonnable et réglé ; en effet, elle trans-

portait sans connaissance les objets d'un lieu dans un autre, souvent s'arrêtait, dans l'intervalle, comme absorbée
par ses pensées; soudain aussi elle interrompait ce qu'elle
faisait et allait se mettre au lit. Le lendemain, elle ne savait plus ni ce qui lui était arrivé ni ce qu'on lui avait dit.

Outre le dérangement intellectuel qu'elle éprouvait tous
les soirs, tel qu'il vient d'être décrit, je notai les particularités suivantes : l'apparence de la malade était, pendant le
jour, assez bonne au premier aspect; ses joues étaient
colorées; son œil n'offrait rien de morbide. Cependant,
cette apparence même était changeante ; car souvent son
visage pâlissait, prenait une teinte jaunâtre, terreuse, et
son œil se troublait et s'obscurcissait d'une manière particulière. Il n'y avait pas de signes de congestion vers la
tête ; le front n'était pas chaud ; la malade n'y sentait pas
non plus un excès de chaleur ; le pouls des carotides était
régulier, la langue avait un enduit jaunâtre vers la racine ; l'appétit n'avait pas complètement disparu ; cependant
elle n'avait pas une faim véritable ; elle ne mangeait pas
avec plaisir, comme à l'ordinaire ; et, après avoir mangé,
elle ressentait un goût mauvais et amer. Toute la journée
elle était en état de vaquer à ses occupations, et, à part
quelque pesanteur dans la tête et dans les membres, elle
n'éprouvait point de mal. Le pouls et a température de la
peau étaient toujours réguliers, de même que la respiration et les battements de cœur. Vers le soir, la pesanteur
de tête s'accroissait et se transformait en ce trouble intellectuel dont elle-même n'avait aucune conscience. Son
pouls battait alors avec plus de fréquence que de coutume;
il était très variable, eu égard à la fréquence et à la plénitude. Elle assurait que parfois, vers le soir, elle éprouvait
un léger frisson. Quant à ce qui lui arrivait durant toute

la nuit, elle ne savait guère en rendre compte ; cependant, elle croyait qu'elle faisait des rêves effrayants, et qu'elle avait quelquefois eu une grande chaleur et de la sueur. Le ventre était un peu paresseux;la coloration de l'urine, très variable, tantôt pâle et claire comme de l'eau, tantôt rouge ; on n'y remarquait pas de sédiment. La menstruation encore récemment s'était faite régulièrement.

Dans ces conditions, je prescrivis d'abord des remèdes évacuants.

Calomel	2 grains.
Racine de rhubarbe,	4 grains.

De cette poudre, on fit six paquets, et la malade en prit un toutes les deux heures. Il en résulta quelques petites selles d'un vert brun, et en même temps se montrèrent des traces d'une légère salivation ; et le lendemain l'aliénation du soir ne fut pas aussi intense. Mais la langue se chargea davantage, l'appétit diminua, et la malade se sentit plus harassée que d'ordinaire, de sorte qu'elle avait grand'peine à se tenir levée pendant toute la journée. Je lui fis prendre, pendant quelques jours de suite, une solution de tartrate de potasse dans une eau aromatique, avec une forte addition de teinture aqueuse de rhubarbe; mixture à laquelle j'ajoutai encore plus tard des extraits amers. Ces moyens produisirent journellement plusieurs selles pultacées ; la langue se nettoya ; les accès diminuèrent de plus en plus, et finirent par cesser complètement lorsque j'eus administré, pendant trois jours, six grains de sulfate de quinine chaque jour.» Brach. *L'Expérience, journal de médecine et de chirurgie*, publié par Dezeimeris et Littré, t. I. 25 mai 1838. n° 41, p. 653-654.

Vogel-Vanger cite l'exemple d'une femme ayant eu des chagrins violents, et dont la fièvre intermittente, qui of-

frait le type quarte, s'accompagna de manie. » Élie Gintrac,
Path. III. 628. — Les maladies sous la forme desquelles
les fièvres intermittentes larvées se cachent le plus souvent
sont la manie. » Joseph Frank, *Path*. I, 105. — « La
fièvre pernicieuse, dépourvue des symptômes ordinaires
des fièvres intermittentes, ou ne les offrant que d'une manière incomplète et trompeuse, se présente sous l'apparence d'une autre maladie telle que la manie, la stupidité. » A.-L.-J. Bayle, *Path*. 1856. I, 250. — On peut
rencontrer des troubles intellectuels, des accès de manie
affectant le type tierce. W. Griesinger, *Mal. infect*. trad.
par Gustave-Ch.-A. Lemattre, ann. par E. Vallin. Paris,
J.-B. Baillière et fils, 1877, p. 74 § 61. — Ajouterai-je que
la *Monographie des Irritations intermittentes* par P.-J.
Mongellaz (Paris, 1839. 8. t. Ier) contient les observations
suivantes : p. 645, n° 381, Dubuisson (1816), Manie rémittente quotidienne terminée par un dépôt critique ; —
p. 646, n°. 382, Dubuisson, Manie intermittente, quotidienne ; — p. 651, n° 39, Dubuisson, Manie intermittente
tierce ; — p. 651, n° 392, Johnson (1837), Monomanie intermittente tierce ; — p. 652, n° 393, Charles-Augustin Van-
dermonde (1757), Délire intermittent tierce ; p. 653,
Kern ; — p. 654, n° 398, Frédéric-Casimir Medicus, Mélancolie intermittente quintane ; — p. 654, n° 400, Emma-
nuel Kœnig, Mélancolie, type octane ; — p. 658, n° 408,
Maisonneuve, Affection nerveuse présentant des symptômes d'hystérie et de tétanos, revenant périodiquement à
chaque époque menstruelle et alternant, pendant le même
accès, avec une manie furieuse ; — p. 660-661, n° 411,
Joseph Lanzoni, Dubuisson, Victor Desèze (1786), Joseph
Toaldo (1784), Manie périodique revenant tous les mois
et tous les trois mois.

Je me permets une digression.Pour Bouchet et J.-B. Cazauvieilh, « l'aliénation mentale, l'hystérie, la catalepsie,
l'épilepsie, par leur caractère symptomatique comme par
le siège, présenteraient une véritable analogie de nature,
devraient être placées sur la même ligne, s'engendreraient
l'une et l'autre et se remplaceraient réciproquement. »
Louis–Jean-François Delasiauve, *Epilepsie*, Paris, V.
Masson, 1854. 8. p. 152.

Sans adopter la manière de voir de Bouchet et de
Cazauvieilh, j'observe que la fièvre intermittente, soit pendant son cours, soit à sa suite, peut donner lieu à la
catalepsie, à l'épilepsie, à l'hystérie, ou si l'on aime
mieux, à des phénomènes cataleptiformes, épileptifor-
mes, hystériformes.

CATALEPSIE. Cœlius Aurelianus, *Acut. Morb.* l. II. ch.
10, éd. Haller, t. Ier, p. 110-113; cpr. ch. 12, p. 122
(Asclépiade de Bithynie, Archigène d'Apamée cités); —
Guillaume de Baillou, *Epid.* trad. par Prosper Yvaren,
(d'Avignon), 468 (Galien cité); — François Torti,, *Thér.*
l. IV. c. 3. hist. 7. Louvain t. II, p. 112-114 ; hist. 10
p. 117: hist. 11 p. 117-118 ; — Boerhaave, *Aph.* § 1040
p. 348 ; — Paul-Gottlieb Werlhof, *Feb. int.* s. 1 § 2 note
6. Ven. 1784 p. 19 (Bernardin Ramazzini cité) ; — Gérard
van Swieten, § 1040 t. III, p. 314 (Rembert Dodoens cité) ;
F.-C. Medicus *Mal. périod.* 341 § 113 (Elie Camerarius
(1673-1734) cité); — Sauvages, *Nos.* 1768. I. 342, *Tetar-
tophia carotica* : 356, *quartana cataleptica* : 827-828,
Catalepsis quartanaria (Théophile Bonet, Montaltus,
Baillou cités) ; — Nicolas-Philippe Ledru dit Comus dans
Rapport de Cosnier, etc., Paris, 1783. 8. p. 102-108 ? ; —
Borsieri, *Inst.* trad. I. 320 § 183 ; — Maximilien Stoll,
Aph. § 411 p. 106 ; — Joseph Eyerel, *Com. in Max. Stollii*

Aph. 1790. III, 206 ; — Kurt Sprengel, *Hist. de la Méd.*
II, 77 ; — Jean-Louis Alibert, *F. pern. int.* 4ᵉ é. 1809.
p. 42 § 10 (d'après Balthasar-Anthelme Richerand) ; —
Pierre Reydellet qui cite François Chicoyneau (1672-
1752) ; — Chrétien-Frédéric Harles, *De Archigene medico*,
11 ; — P.-J. Mongellaz, *Irrit. interm.* I. 258, 260, 677 :
II, 65 (Johnson, Cassan, Moris, F. Puccinoti, F.-G. Maillot cités) ; — Antoine-François-Hippolyte Fabre, *Dict. d.*
Dict. d. M. mars 1841. V, 199 ; — François Foy, *Mat. m.*
et Thér. 1843. II, 114 ; — E. Gintrac, *Path.* III. 800, 785,
824 (Wirtenson, Auguste-François Chomel, Verrier cités) ; — A. Castan, *Fièv.* Montpellier, 1864, p. 231 ; —
Aᵗᵈᵉ Padioleau, *Méd. morale*, 1864 p. 206, 208 ? ; — Pierre
Jousset, *Méd. prat.* 1868. I. 376 ; — Léon Colin, *F. int.*,
207 note 1 ; — Eugène Bouchut, *Hist. de la M.* 1873. II,
162 : — Isidore Rosenthal, *Mal. du syst. nerv.* trad. par
Lubanski. 1878 p. 519 (Eisenmann cité) ; — Jaccoud,
Path. I. 522 ?

Conférez encore Dioclès de Caryste (354 ans avant
Jésus-Christ), Praxagore de Cos (341 ans avant J. C.), Asclépiade de Bithynie (cent ans avant J. C.), Archigène
(97 ans après J. C.), qui ont observé la fièvre intermittente
cataleptique (Cælius Aurelianus, *Acutor.* l. II. c. 10.
Amsterd. 1722, p. 97, 99, 98 ; — Rembert Dodoens en
1581 dans Sprengel, *Hist.* III. 143 ; — Prosper Alpino, *De*
Med. Meth. l. X. c. 6. sec. éd. Leyde, 1719. p. 593 (la 1ʳᵉ
éd. est de 1611) ; — Charles Le Pois (+ 1633), *Select. Obs.*
et Consil. lib. sing. Leyde, 1733. 4. sect. 2 part. 2. c. 4.
obs. 16 p. 90 (1ʳᵉ édition, 1618), — Olaus Borch, dans
Th. Bonet, *Med. sept. collat.* 1686, l. I. s. 13. c. 3. p. 104
et dans J. J. Manget, *Bibl. script. med.* I. 408 ; — Théophile Bonet, *Polyalt.* 1691. I. 805 ; — Antoine-François

Clerc dans Torti l. IV. c. 4. § 4. Ven. 1732. p. 247 ; — Baron, médecin à Carcassonne en 1691, dans *Diss. sur la mort et sur la Catalepsie avec la Relation de plusieurs Personnes qui en ont été attaquées* par Dionis. Sec. éd. Paris, Laurent d'Houry, 1718, 12. p. 107 ; — Robert James, *Dict. un. de M.* 1747, III. col 101 ; — Iman Jacob van den Bosch (en 1769), *Hist. Const. epid. vermino.* sect. 3. c. 3. p. 177-184 ; — Moublet, à Tarascon en Provence, *Comm. s. aph.* d'. Boerhaave, *trad. en franc. Tr. des Fièvres.* 1770. t. I. p. xcviii ; — S.-A.-D. Tissot, *Traité des nerfs,* t. III. Part. 2 (ou volume VI,) p. 52, 55 ; — Jacques-Henri-Désiré Petetin, *Electricité animale.* Lyon, Reymann, 1808. 8. p. 94 ; — Jean-Louis Alibert, *Fièvre pern.* 4ᵉ é. Paris, 1809. c. 1. art. 7. § 10 (Werlhof), p. 38, — p. 40 (Charles Le Pois, — p. 42 ; — François Fournier de Pescay et Jean-Vincent François Vaidy, *Dictionaire de sc. m.* 1816. XV. 282-283 § 341 ; — Isidore Bricheteau, *Dict. d. S. m.* 1818. XXV. 493 ; — Joseph Frank, *Prax,* 1832. VII. 532 533 note 42 : trad. franç. III. 79 ; — C. Broeckx, *Hist. de la M. belge avant le XIXᵉ siècle,* 1837, p. 58 ; — Burggraeve, *Hist. de l'Anat.,* 1840, p. 227 ; — Joseph Guislain, *Lettr. m. sur l'Italie,* 1840 p. 57 (d'après de Mattheis) ; — P.-J. van Meerbeeck, *Vie et Ouvr. de Rembert Dodoens.* 1847, p. 174-175, 212 ; — Charles-Etienne Sᵗ-Bourdin, *Traité de la Catalepsie.* Paris, Just Rouvier, 1841. 8. p. 72-73 ; — Raige-Delorme, C. V. Daremberg, *N. D. lex.* 1851-63 p. 985 ; — A. Linas, *Dict. encycl d. sc. m.* 1872. XIII. 73, 86 (Desbois de Rochefort cité).

ÉPILEPSIE. Torti, *Thér.* l. V. ch. 6. t. II. p. 361-362

6.

(Luc Tozzi cité) ; — Sauvages, *Nos*. I. 348, quotidienne épileptique : 353, tierce épileptique : 584, *epilepsia febricosa* (Les *Essais d'Edimbourg*, Théophile Bonet, Caldera probablement Gaspar Caldera de Heredia), Torti, de Bornainville (1758), François-Joseph Lautter (1761) cités) ; — Guill. Cullen, *App.* genre 50 p. 209 ; — Borsieri, I. 320 § 183 (Scholzt cité) ; — Alibert, *F. pern.* 68, 151, § 15, 45 ; — Joseph Frank, *Path.* I, 105 ; — Bernard-Auguste Fer. Bonnet, *F. int.* 1835. p. 140, obs. 46 (A.-F. Chomel cité) ; — J.-J. Rosiau, *Méd. prat. pop.* 1839 p. 70 ; — Achille-Pierre Requin, *Path.* 1852. III, 301 ; — E. Gintrac, *Path.* III, 802, 785, 637 (Olivier (1845) cité ; — Delasiauve, *Epil.*, 378 (Hippeau (1822) cité) ; — A.-L.-J. Bayle, *Path.* 1856. I, 250 ; — Alexandre ou Auguste Axenfeld, *Névr.* 1864. p. 566-567 ; — Castan, *Fièvr.*, 231 (Maillot cité) ; — Léon Colin, *Fièv. interm.*, 207, 245, 246 (Puccinoti cité) ;— J.-C. Gloner, *N. Dict. de Thér.* 1874. p. 276 ; — W. Griesinger, *Mal. infect.* 74 § 61 ; — Jaccoud, *Path.* II. 579, 576 (Baccelli (1871) cité) ; — Prosper Yvaren, *Opuscules de Médecine.* Avignon, Seguin frères, 1880. 8. p. 148 ;— P.-H. Duboué, *Impaludisme.* 2ᵉ é. 1881 p. 177, 474.

HYSTÉRIE. Jean-Baptiste de Senac, *De rec.* l. I. c. 18. p. 102 ; — Sauvages, *Nos.* I. 352, *tertiana hysterica* : 590, *hysteria febricosa* (Wedel cité) ; — Charles Strack, *Febr. int.* l. II, c. 12, p. 145-150 ; — Bosquillon, *Méd. pr.* de Cullen, 1819. I, 134 ; — Joseph Frank, *Path.* I, 119 (Fraundorfer cité) ; — B.-A.-F. Bonnet, *F. int.* 133-134, obs. n° 50 (Richard Morton cité ; il l'avait été précédemment par Borsieri, *Inst.* I. 320 § 183) ; — *Gazette des hôpi-*

taux, 184. ; — Requin, *Path.* III, 301 ; -- E. Gintrac,
Path. III, 824 (Verrier, Pierre-Adolphe Piorry cités) ; —
P. Jousset, *Méd. pr.* I, 336 ; — W. Griesinger, *Mal. in-
fect.* 74 § 61 ; — Jaccoud, *Path.* II, 580.

Page 56, ligne 24°. La teinture mère de capsicum jamaïcum est quelquefois indiquée dans le traitement de la fièvre intermittente. Conférez le *Mémoire sur les propriétés
du Capsicum jamaïcum contre les affections intermittentes* que le Dʳ Jean-Joseph Béchet, médecin à Avignon, a
inséré à la suite de son traité *De la Méningite purulente
épidémique. Mémoire sur cette affection, qui a régné à
Avignon dans l'hiver* 1846-47. Paris, J.-B. Baillière,
1852. 8. p. 252-270.

Page 57, après la ligne 9. « C'est pourquoi, dit Borsieri (*Inst.* I. 277-279 § 133), les malades [dans la fièvre
intermittente] n'entrent fréquemment en une parfaite convalescence que lorsqu'ils changent d'air, de contrée, d'ali-
mentation solide et liquide, et qu'ils se placent ainsi dans
des conditions plus salubres, qu'ils voyagent, montent à
cheval, vont en voiture, et qu'ils combattent les accès
anciens favorisant la maladie fébrile par des médicaments
apéritifs, antiscorbutiques, martiaux ou antivénériens.
C'est de la sorte peut-être que parfois des fièvres intermittentes opiniâtres périodiques ou erratiques et vagues,
récidivées et chroniques, ont été guéries, au dire de plusieurs cliniciens, en ajoutant au quinquina des sucs antiscorbutiques, des sels neutres, du fer, du mercure doux,
et autres substances, nullement nécessaires dans les autres cas. J'ai vu des fièvres pareilles éteintes par l'emploi
d'eaux minérales, soit salines et purgatives, soit acidulées
et ferrugineuses. J'ai enlevé radicalement une fièvre tierce
de six mois par l'eau de Saint-Christophe, en Romagne,

rangée dans les eaux salines, prise largement en boisson. Il n'est pas rare, dans certains pays, de voir des
cultivateurs guérir de fièvres estivales se prolongeant en
automne par une consommation continue et abondante de
raisins, encore mouillés par la rosée, et cueillis fraîche-
ment sur les vignes. »

TABLE

CHRONOLOGIQUE DES AUTEURS.

1761 Marcus. 70.

1763 François Boissier de Sauvages de la Croix. 16, 23, 28, 44.

1764 Michel Sarcone, 17, 23, 49.

1764 Sabato di Mauro. 18.

1765 Anne-Charles Lorry. 19, 44.

1767 Joseph Lieutaud. 84.

1769 Iman Jacob van den Bosch. 19.

1772 Guillaume Cullen. 20, 65.

1773 Henri-Joseph Collin. 23.

1775 Wenceslas Trnka de Krz'owitz. 20.

1784 Léopold-Marc-Antoine Caldani. 66.

1785 Jean-Baptiste Borsieri de Kanilfeld. 21, 81.

1786 Charles-Louis-François Andry. 21, 44.

1786 Frédéric-Auguste Weber. 21.

1787 Edouard-François-Marie Bosquillon. 21, 23, 44.

1787 Will. Perfect. 23.

1790 Joseph Eyerel. 66.

1791 Jean-Charles-Marguerite-Guillaume de Grimaud. 22, 44.

1792 Guillaume-Godefroy de Ploucquet. 23.

1792 William Pargeter. 67.

1793 Jean-Godefroy Brendel (+ 1758). 23.

1794 Vincent Chiarugi. 67.

1794 Kurt Sprengel. 23.

1796 Chrétien-Frédéric Daniel. 23.

1798 André-Marie-Joseph Bouvier. 23, 44.

1801 Philippe Pinel. 23, 44.

+ 1802 Jean-Bernard Keup. 26.

1804 Ernest-Godefroy Paldinger, 67.

1804 Baronio, 70.

1805 Buquet, 66, 71.

+ 1807 Francis Willis. 26.

1811 Mianowski ou Mianoffski. 24, 49.

1812 Joseph Bourges. 45.

1817 François-Joseph Double. 24, 44.

1823 Jacques-Frédéric-Chrétien Sebastiaan. 24, 26, 53.

1824 François Puccinoti. 24.

1825 Rudolphi. 67.

1826 Joseph Frank. 24, 26, 67, 76.

1826 Joseph Guislain. 25, 26, 37.

1829 François-Joseph-Victor Broussais. 5, 44, 67.

1829 Herman Nasse. 1.

1830 Jean-Henri Thomée. 1, 2.

1831 François Hartmann. 26.

1833 Jean-Baptiste Friedreich. 67.

1833 Charles-George-Chrétien ou C.-G. Ernest Hartlaub. 26.

1834 Un anonyme. 30.

1835 Jean-Antoine-François Ozanam. 70, 71.

1835 P.-Frédéric Nepple. 40, 58, 71.

1838 Brach. 72.

1839 Hubert Rodrigues. 70, 71.

1840 Charles-Chrétien-Henri Marc. 85.

1840 Th. Archambault. 32, 44.

1841 Honoré Aubanel. 32, 44.

1841 Ange-M. Thore. 32, 44.

1842 Lippîch. 39.

1843 Jules-Gabriel-François Baillarger. 26, 32, 37, 71.

1843 Jean-Joseph Itard. 34, 37.

1843 Simon-Jude Honnorat. 35.

1846 Jacques-Henri Girard de Cailleux. 37.

1846 Cornelius Pruys van der Hoeven. 64, 65.

1849 Jean-Paul Tessier, 48.

1849 M. Macario. 55.

1852 Focke. 26, 37.

1852 Guillaume Ruer. 37.

1852 Richarz. 37.

1852 Flemming. 37.

1852 Jean-Joseph Béchet. 81.

1853 Vogel-Vanger. 76.

1853 Elie Gintrac. 37.

1856 Antoine-Laurent-Jessé Bayle. 76.

1857 Champouillon. 45, 47.

1857 Ludovic de Parseval. 68.

1858 Un anonyme. 39.

1858 P. Berthier. 7, 9, 39, 71.

1858 Liégey. 37.

1861 W. Griesinger, 38, 48, 71, 76.

1861 Hoffmann. 37.

1861 Benoît-A. Morel. 40, 54.

1864 A^{tde} Padioleau. 40.

1864 Armand Trousseau. 40.

1866 Alexandre-Jacques-François Brierre de Boismont. 40.

1870 Léon Colin. 44, 71, 72.

1872 Achille Foville fils. 41.
1872 E. Calmette. 41, 44, 72.
1873 J. Christian. 43, 53, 55.
1873 Jean-Paul Tessier fils. 43, 53.
1873 Pierre Jousset. 48, 56.
1877 François-Sigismond Jaccoud. 72.
1877 Etienne-Alfred Luton. 44.
1880 Prosper Yvaren. 78, 81.
1881 Pierre-Henri Duboué. 44, 72.
....

James Johnson. 86.

FIN.

OPUSCULES

Dr Henri-Charles-Antoine RAVEL

—

1. Recherches historiques sur la Stegnose (Sclérème des adultes). Paris, H. Vrayet de Surcy, 1848, in-8º, 15 p.
2. Exposition des Principes thérapeutiques de Galien. Thèse pour le Doctorat en médecine, présentée et soutenue le 21 mars 1849. Paris, Rignoux, 1849, in-4º, 96 p.
3. Nouvelle Preuve authentique de l'ancienneté de l'Ecole de Médecine de Montpellier. Montpellier, J.-A. Dumas, 1855, in-8º, 15 p.
4. Observations et Matériaux pour servir à l'histoire de l'Arthrite blennorrhagique. Paris, Morris, 1858, in-8º, 35 p.
5. Le Phosphore à dose infinitésimale ne serait-il point quelquefois indiqué dans la forme grave de l'Ictère essentiel ? — Recherches historiques et cliniques : Examen de la part que les Médecins français ont prise à l'établissement de cette forme de maladie. Paris, J.-B. Baillière et fils, 1861, in-8º, 64 p.
6. Table générale alphabétique et analytique des Matières contenues dans les dix premiers tomes de l'*Art Médical*, journal de Médecine générale et de Médecine pratique, suivie de la Table générale des Auteurs qui ont fourni directement des travaux pour la rédaction de ce recueil et de la Table générale des Auteurs dont les Œuvres ont été citées ou analysées dans ces dix tomes (1855-1859). Paris, J.-B. Baillière et fils, 1862, in-8º, 68 p. (En collaboration avec M. le Dr E. Hermel.)
7. Recherches bibliographiques sur la Diathèse purulente. Paris, J.-B. Baillière et fils, 1863, in-8º, 15 p.
8. Recherches bibliographiques sur les Paralysies consécutives aux Maladies aiguës. Cavaillon, L. Grivot-Proyet, mai 1864, in-8º, 16 p.

9. Les Venins d'Abeilles, de Guêpes, de Vipères ne seraient-ils point quelquefois indiqués dans la Pustule Maligne et l'Œdème malin ? — Le Venin de Guêpes ne serait-il point quelquefois indiqué dans le Phlegmon ? Paris, A. Parent, 1864, in-8°, 4 p.

10. Le Plomb et ses composés ne seraient-ils point quelquefois indiqués dans la maladie de Bright ? Paris, A. Parent, 1864, in-8°, 8 p.

11. L'Ergot de seigle (*Secale cornutum*) ne serait-il point quelquefois indiqué dans le Diabète sucré ? Paris, A. Parent, 1866, in-8°, 16 p.

12. La Chélidoine. La Chélidoine (*Chelidonium majus*) ne serait-elle point quelquefois indiquée dans la Purpura Hæmorrhagica, dans la forme grave de l'Ictère essentiel et dans la Fièvre jaune ? Paris, A. Parent, janvier 1870, in-8°, 8 p.

13. De la Purpura Hæmorrhagica. Le Mercure (*Mercurius*), le Sulfate de quinine (*Chininum sulfuricum*), le Tabac (*Tabacum*), l'If (*Taxus baccata*), à doses infinitésimales, ne seraient-ils point quelquefois indiqués dans le traitement de la Purpura Hæmorrhagica ? — Notice bibliographique de cette maladie. Paris, A. Parent, mars 1870, in-8°, 23 p.

14. Les Petites Misères de quelques Médecins catholiques. Paris, A. Parent, 1870, in-8°, 32 p.

15. Malice, Rudesse, Dureté de quelques hommes de l'Art envers leurs Malades. Tarascon, Antoine Aubanel, 1873, in-8°, 52 p.

16. Bibliographie de la Myélite. Tarascon, Antoine Aubanel, septembre 1876, in-8°, 40 p.

17. L'*Arnica montana* dans le Vertige de Ménière, Paris, A. Parent, mai 1877, in-8°, 16 p.

18. Du Mercure dans la Chorée essentielle. Paris, J.-B. Baillière et fils, 1877, in-8°, 31 p.

19. De la Diarrhée goutteuse. Tarascon, Antoine Aubanel, 18 octobre 1878, in-8°, 58 p.

20. De l'Erysipèle goutteux. Paris, A. Parent, 24 octobre 1878, in-8°, 24 p.

21. De l'Erythème noueux. Le Copahu (*Copaivae balsamum*) ne serait-il point quelquefois indiqué dans le traitement de l'érythème noueux ? — L'*Arnica montana* à dose infinitésimale, ne serait-elle point quelquefois indiquée dans le traitement de l'érythème noueux ? Paris, A. Parent, 24 octobre 1878, in-8°, 44 p.

22. Du Vertige goutteux. Paris, A. Parent, octobre 1879, in-8°, 40 p.

23. L'Officine des anciens médecins grecs et romains n'était point l'hôpital. Recherches critiques. Avignon, Seguin frères, juin 1881, in-8°, 40 p.

24 Glanes. Chem·y-Hoei Société des Médecins-Marchands en Chine. Avignon, Seguin frères, juin 1881, in-8°, 18 p.

25. Fièvre intermittente, Glycosurie, Diabète sucré. Clermont (Oise), A. Daix, mars 1882, in-8°, 26 p.

26. Table générale alphabétique et analytique des Matières contenues dans les tomes XI-XX de L'ART MÉDICAL, journal de Médecine générale et de Médecine pratique fondé par Jean-Paul Tessier (1860-1864), rédigée par H.-C.-A. R. Paris, aux bureaux de l'*Art médical* 8, rue Mogador, janvier 1883, in-8°, 74 p.

27. Fièvre intermittente, Aliénation consécutive. Clermont (Oise) Daix frères, juillet 1883, in-8°, 90 p.

28. Des articles dans

La *Gazette médicale de Paris* (1846).

L'*Union médicale* (1847-1848).

Le *Journal des Connaissances médico-chirurgicales* (1848-1849).

La *Revue thérapeutique du midi* (1855). Montpellier.

L'*Art médical, journal de Médecine générale et de Médecine pratique fondé par Jean-Paul Tessier* (1856-1883), Paris.

La *Revue internationale de la doctrine homœopathique*, publiée par une réunion de Médecins, sous la direction du Dr Hippolyte Jorez (1857-1862). Bruxelles.

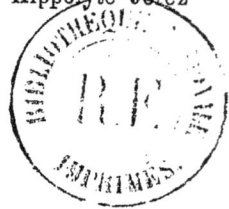

Clermont Oise,. — mprimerie Daix reres, place Saint-André, 3. Maison spéciale pour Journaux et Revues. — Juillet 1883

www.ingramcontent.com/pod-product-compliance
Lightning Source LLC
Chambersburg PA
CBHW060625200326
41521CB00007B/896